LE GUIDE DES POINTS D'ACUPUNCTURE

LE GUIDE DES POINTS D'ACUPUNCTURE

Guide du Patient sur les Emplacements et les Fonctions de Plus de 400 Acupoints

Deborah Bleecker, LAc, MSOM

Clause de non-responsabilité

Ce livre contient les opinions et les idées de l'auteure. Il vise à fournir du matériel utile et informatif sur les sujets abordés. Il est vendu avec la compréhension que l'auteure et l'éditeur ne sont pas engagés dans l’offre de conseils ou de services médicaux, sanitaires, psychologiques ou de tout autre type dans ce livre. Si le lecteur a besoin d'une assistance ou de conseils personnels, médicaux, de santé ou autres, un professionnel compétent doit être consulté.

L'auteure et l'éditeur déclinent toute responsabilité pour tout dommage, perte ou risque, personnel ou autre, résultant, directement ou indirectement, de l'utilisation et de l'application du contenu de ce livre.

Draycott Publishing, LLC
978-1-940146-86-7 ISBN French version

Table des matières

Méridiens et Points d'Acupuncture

C'est la santé qui est la vraie richesse, et non l'or ou l'argent.

Mahatma Gandhi

Introduction

Ce livre est destiné aux personnes intéressées par le fonctionnement de l'acupuncture. Pour comprendre l'acupuncture, vous devez savoir comment agit chaque point. Chaque point d'acupuncture a de nombreuses fonctions. Ils régulent tous le corps et rétablissent un fonctionnement normal.

Bien que j'aie inclus des informations sur la théorie de la médecine chinoise, il n'est pas nécessaire que vous compreniez la médecine chinoise pour que ce livre vous soit utile. Chaque point est entièrement expliqué, à la fois dans la théorie de la médecine chinoise et dans la théorie de la médecine occidentale.

Ce livre inclut plus de 400 points d'acupuncture. J'aurais pu facilement écrire un livre qui en présente 800. Il existe tellement de types d'acupuncture et tant de façons d'utiliser les points d'acupuncture que le sujet est sans fin.

Images des Méridiens
Les images des méridiens qui se trouvent au début de chaque section de méridiens incluent les numéros des points. En raison du nombre de points dans certaines zones, il n'est pas toujours possible de les numéroter tous sur ces dessins des méridiens. Pour trouver des emplacements plus précis, veuillez consulter les points individuels. J'ai également inclus des images montrant comment localiser certains des points les plus fréquemment utilisés.

Acupression
Si vous souhaitez utiliser l'acupression, j'ai inclus une explication sur la façon de vous traiter efficacement. Veuillez noter qu'il y a de la désinformation en ligne. Demandez toujours les informations

d'identification de la personne qui vous conseille. Le problème n'est pas que vous risquiez de vous blesser en raison de conseils qui ne seraient pas corrects, mais que vous en veniez à conclure que l'acupression ne fonctionne pas.

Voir un Acupuncteur Agréé, un LAc

Si vous souhaitez faire de l'acupuncture, il est préférable de trouver un Acupuncteur Agréé. Pour être autorisé par l'État, un acupuncteur doit être diplômé d'une école d'acupuncture, qui propose un programme de deuxième cycle. Un Acupuncteur Agréé possède un diplôme en Médecine Orientale.

Mon diplôme est une Maîtrise en Sciences en Médecine Orientale, ou MSOM. D'autres acupuncteurs peuvent avoir différents types de diplômes, mais l'objectif est de trouver quelqu'un qui a étudié la médecine chinoise pendant trois ou quatre ans dans une école. Cela vous garantira les meilleurs soins possibles. La médecine orientale comprend tous les aspects de la médecine chinoise, tels que la phytothérapie chinoise, l'acupuncture, le Gua Sha, les ventouses, la moxibustion et le Tui Na, qui est le massage thérapeutique chinois.

Fonctions des Points

J'ai choisi les fonctions des points les plus couramment utilisés et les symptômes associés à chaque point. J'ai compilé des informations à partir de plusieurs sources. J'ai inclus comment les points fonctionnent en terme de médecine chinoise s'il est important de le savoir. Dans la plupart des cas, les fonctions sont expliquées à l'aide de la terminologie de la médecine moderne.

Listes des Principaux Points d'Acupuncture

Les points d'acupuncture les plus souvent utilisés sont généralement les points qui ont le plus d'indications ou de fonctions. J'ai indiqué quels points sont fréquemment utilisés en établissant une liste d'indications.

Les points principaux ont souvent de nombreuses fonctions et sont beaucoup plus puissants que les autres points du méridien. Certains points sont rarement utilisés. Ils peuvent être utilisés pour traiter la douleur, en les associant à d'autres points sur le méridien, mais ils sont moins susceptibles d'être employés pour traiter des affections internes.

Incroyable Acupuncture

Vous pourriez avoir du mal à croire que les points accomplissent ce qu'indiquent les répertoires. Vous n'êtes pas seul. C'est toujours surprenant, et même après 20 ans d'études en acupuncture, je continue d'apprendre de nouveaux points, et de nouvelles façons d'utiliser ceux que je connais depuis deux décennies.

La médecine chinoise est une médecine très riche. Après plus de 2000 ans d'utilisation, elle continue d'évoluer. Bien que la recherche moderne n'ait pas encore été en mesure d'expliquer comment agit l'acupuncture, il a été démontré qu'elle fonctionne comme la principale forme de médecine en Chine depuis des milliers d'années. Elle est capable de guérir des troubles que la médecine moderne ne peut pas soigner, car elle aide le corps à se guérir lui-même. L'acupuncture rétablit la fonction saine du corps. Elle aide votre corps à se guérir. Si vous avez déjà été en bonne santé, votre corps sait comment se soigner. Il a juste besoin d'un stimulus pour l'encourager à guérir.

Emplacement du Point

La plupart des points d'acupuncture sont situés des deux côtés du corps. Vous pouvez traiter les deux côtés. Certains points sont situés au milieu du corps, comme le méridien Ren ou le méridien Du, et il existe des points spéciaux qui ne sont traités que d'un seul côté.

L'Acupuncture Pendant la Grossesse

Certains points ne doivent pas être utilisés pendant la grossesse. Vous constaterez que différentes sources citent différents points. Les points à éviter pendant la grossesse les plus couramment mentionnés sont la Rate 6, le Gros Intestin 4, le Ren 4, la Vessie 31, 32, 33, 34, la Vésicule Biliaire 21 et la Vessie 60. Ces points sont contre-indiqués pendant la grossesse, ce qui signifie qu'ils doivent être évités durant toute cette période.

Bien que l'utilisation de l'acupuncture pendant la grossesse aide la mère à avoir un bébé très calme, ces points sont généralement évités à moins que la mère ne soit prête à accoucher. En plus d'utiliser l'acupression sur Péricarde 6 pour traiter les nausées pendant la grossesse, le point Vessie 67 est utilisé pour faire tourner le bébé lorsqu'il est en position de siège.

Bien qu'il soit fortement déconseillé d'employer certains points pendant la grossesse, il est hautement improbable qu'un problème ne survienne. En fait, certains acupuncteurs se spécialisent dans le traitement des femmes pendant la grossesse, pour soulager les problèmes liés à cette période, ou pour soulager le stress et améliorer les niveaux d'énergie. Je ne recommande pas l'acupression aux femmes enceintes sans l'avis professionnel d'un acupuncteur. Veuillez consulter un Acupuncteur Agréé pour obtenir de l'aide.

Dénomination des Méridiens

Chaque méridien a un nom. Certains des méridiens sont communément désignés par leurs noms anglais, et d'autres par leurs noms chinois, tels que le méridien Ren. Le méridien Ren est également appelé le Vaisseau de Conception. Le méridien Du est aussi nommé le Vaisseau Gouvernant. Les noms des méridiens vous indiquent à quels organes ils se connectent, mais cela ne veut pas dire qu'ils ne font rien d'autre. Chaque méridien est interconnecté à d'autres méridiens. Il est pratiquement impossible de traiter une maladie isolée. Chaque point a de nombreuses fonctions, et les méridiens sont interconnectés.

Vous verrez plusieurs noms différents pour un même méridien. Les autres noms incluent Canal et Vaisseau. Un méridien est une voie dans le corps. Lorsque vous stimulez un point d'acupuncture, il active une meilleure circulation dans le méridien traité, ainsi que dans les organes qui lui sont associés et les méridiens qui y sont interconnectés.

Notes pour les Acupuncteurs

Ce livre ne se veut pas être un guide d'étude pour les acupuncteurs. Il n'inclut pas le nom chinois des points, la profondeur d'insertion de l'aiguille ou l'angle d'insertion. Les points sont répertoriés par numéro uniquement, sauf pour les points qui n'ont pas de numéro couramment utilisé, comme les points supplémentaires. Les méridiens sont classés par ordre alphabétique, pour faciliter la recherche des points.

Dans ce livre, il y a une différence entre le Foie et le foie. Le mot en majuscule fait référence au foie dans la théorie chinoise. Dans certains cas, les théories chinoises et occidentales se confondent, mais j'ai tenté de capitaliser l'organe si la fonction chinoise est différente de la fonction occidentale.

Chapitre 1

Comment Fonctionne l'Acupuncture

Il n'est pas nécessaire que vous compreniez comment fonctionne l'acupuncture pour vous traiter avec l'acupression, ou que vous appreniez ce que fait chaque point, mais la beauté de la médecine chinoise est qu'elle a son propre système de diagnostic et de traitement. Par exemple, il n'est pas nécessaire de savoir exactement quel type de problème digestif vous avez, les points qui régulent votre digestion peuvent être traités et votre corps se guérit.

Comment l'Acupuncture Traite la Douleur

La douleur est un vaste sujet. L'acupuncture peut être utilisée de nombreuses façons pour soulager la douleur. Le point-clé à retenir est que l'acupuncture de tous types *rétablit le flux sanguin normal vers la zone qui fait mal.* La douleur est causée par une circulation sanguine insuffisamment saine. Une fois la circulation sanguine améliorée, le corps peut se guérir.

Il existe de nombreuses options pour agir sur la douleur, et des dizaines de façons de traiter chaque type de douleur. L'acupuncture aide également à décomposer les tissus cicatriciels et à détendre les muscles tendus. La douleur nerveuse est soulagée lorsque l'acupuncture rétablit une circulation saine dans la zone touchée.

Lorsque vous utilisez l'acupuncture pour soigner la douleur, dans la plupart des cas, d'autres problèmes de santé peuvent être traités en même temps. C'est un traitement vraiment holistique. Le corps entier est abordé.

L'acupuncture ne traite pas les symptômes, elle soigne la cause sous-jacente de la maladie et aide le corps à la résoudre complètement.

Local ou Distal ?
Les points locaux sont situés près du site de la douleur. *Les points distaux* sont situés plus loin. Les maux de dos peuvent être traités en choisissant parmi environ 100 points d'acupuncture. Il y a des points sur la main, le bras, la jambe, l'oreille et d'autres endroits qui soulagent les maux de dos. Le type de douleur que vous ressentez détermine les points les plus efficaces. Il y a plusieurs points sur la main qui sont très efficaces pour soulager les maux de dos. Le style de votre acupuncteur détermine également les points choisis.

Pour traiter la douleur, les acupuncteurs déterminent quel méridien est affecté. Lorsque des points sur le méridien affecté sont stimulés, cela rétablit la circulation normale. Nous traitons également non seulement le méridien affecté, mais les points sur les méridiens les plus forts de la zone. L'acupuncture distale se fait en touchant les points qui équilibrent le méridien affecté. Il existe des centaines de façons d'agir sur la douleur avec l'acupuncture. Par exemple, un traitement de base pour la douleur au bras peut inclure le Gros Intestin 4, 11 et 15. Ces points rétablissent activement une circulation saine dans le bras.

Comment l'Acupuncture Traite les Émotions
En médecine chinoise, les déséquilibres physiques peuvent conduire à des déséquilibres émotionnels. Il n'y a pas de séparation de l'esprit et du corps. L'esprit affecte le corps et vice versa. Traiter le corps avec de l'acupuncture et des herbes chinoises est très bénéfique pour la santé émotionnelle. Vous ne pouvez pas être en bonne santé émotionnelle si vous n'êtes pas en bonne santé physique.

Les émotions telles que l'anxiété ou le stress sont corrélées à des déséquilibres d'organes spécifiques. Le stress, par exemple, est lié à votre Foie. L'anxiété est généralement liée à votre Cœur. Le stress peut être traité via le méridien du Foie. Le Foie 2 et 3 sont les points les plus souvent utilisés pour le Foie, bien que la Rate 6 le régule également. L'anxiété et l'insomnie peuvent être traitées en régulant et en calmant le Cœur.

Des points tels que le Péricarde 6 et le Cœur 7 sont souvent employés pour l'anxiété et l'insomnie. Il existe souvent d'autres déséquilibres à traiter. En fait, la plupart des gens ont plusieurs systèmes organiques déséquilibrés.

Diagnostic de la Médecine Chinoise

Un diagnostic de médecine chinoise consiste à poser de nombreuses questions. Ces questions nous indiquent comment votre corps fonctionne. Les questions peuvent ne pas sembler liées à votre maladie, mais ces liens existent en médecine chinois. Nous examinerons votre langue pour voir sa couleur générale et sa surface, ainsi que sa forme. Nous prenons votre pouls, ce qui nous donne plus d'informations sur votre santé.

Il existe des dizaines de ce que nous appelons les *modèles d'organes* en médecine chinoise. Vous pouvez en avoir un, ou vous pouvez en avoir plusieurs. Une fois le diagnostic posé, l'acupuncture agit pour traiter les déséquilibres sous-jacents. Les symptômes qui ne semblent pas liés à votre problème de santé peuvent être très importants pour établir votre diagnostic de médecine chinoise. Les symptômes disparaissent lorsque le déséquilibre sous-jacent est résolu.

Yin et Yang

Vous avez peut-être entendu parler du Yin et Yang, et vous vous êtes demandé ce qu'ils étaient. La théorie qui les sous-tend est assez vaste, mais je veux que vous ayez une idée de base de ce qu'ils sont, car certains points d'acupuncture traitent le Yin, et d’autres traitent le Yang.

Pensez à Yang comme chaud, sec et énergique. Il est lié à la motivation, et la testostérone peut y être associée. En vieillissant, nos Reins déclinent. Cela provoque une réduction des hormones. Yin est frais et humide. Yin est en corrélation avec les œstrogènes. Nous avons tous le Yin et le Yang. Les hommes ont plus de Yang que les femmes. Les enfants ont le plus de Yang. Ce sont des faisceaux d'énergie. C'est une explication très basique, mais je veux que les choses soient faciles à comprendre.

Le Yin et le Yang doivent être suffisants pour que le corps soit en bonne santé. Il existe de nombreux toniques à base de plantes qui sont utilisés en médecine chincise pour renforcer le Yin et le Yang des Reins afin d'améliorer la santé en vieillissant.

Bien qu'il existe des dizaines de modèles d'organes, je veux expliquer les plus courants. Les modèles d'organes de cette section sont les plus fréquemment observés en clinique. Si vous comprenez comment les organes fonctionnent en médecine chinoise, vous comprendrez plus logiquement la capacité de l'acupuncture à traiter autant de types de maladies.

N'oubliez pas qu'*un* seul symptôme est nécessaire pour indiquer que le modèle d'organe est pertinent pour un problème de santé. Dans de nombreux cas, quelqu'un n'aura qu'un seul et unique symptôme.

Modèles d'Organes Rénaux

Les déséquilibres les plus courants dans les Reins sont une carence en Yin ou Yang. Les reins sont très importants et leur traitement résoudra les problèmes liés au vieillissement. Il existe également des herbes toniques chinoises anti-âge, qui amélioreront les niveaux d'énergie et soigneront les troubles liés aux Reins.

Insuffisance Rénale en Yang

Les symptômes courants de la carence en Yang du Rein incluent des douleurs au bas du dos, des genoux faibles ou douloureux, des jambes faibles, une sensation de froid lorsque les autres sont à l'aise, l'impuissance, l éjaculation précoce, la fatigue, des mictions fréquentes ou abondantes, l'apathie, un gonflement des jambes et des problèmes de fertilité. Une carence des Reins en Yang peut souvent être corrélée à une carence en testostérone. Dans la théorie de la médecine chinoise, le vieillissement est associé à une diminution de l'énergie rénale. Les maux tels que l'incontinence peuvent souvent être résolus avec l'acupuncture et les herbes chinoises.

Carence Rénale en Yin

Les symptômes courants d'une carence des Reins en Yin sont des étourdissements, des acouphènes, une mauvaise mémoire, des problèmes d'audition ou une surdité, une sécheresse buccale nocturne, la soif, des douleurs lombaires, des douleurs osseuses, de l'insomnie et des sueurs nocturnes. Une carence rénale en Yin peut souvent être corrélée à une carence en œstrogènes.

Pour traiter les déséquilibres rénaux, les points Reins 3, 6 ou 7 peuvent être utilisés. J'aime associer les trois. Les herbes chinoises jouent souvent un rôle important dans la guérison de ces déséquilibres. Le *Cordyceps* est un exemple d'herbe tonique pour les reins.

Modèles d'Organes de la Rate et de l'Estomac

Dans la théorie de la médecine chinoise, la fonction de la Rate est complètement différente de sa fonction dans la médecine occidentale. En médecine chinoise, la Rate est associée à la digestion et à la production d'énergie. Le déséquilibre le plus courant est la carence de la Rate en Qi.

Carence en Qi de la Rate

Une Rate faible peut provoquer un manque d'appétit, des ballonnements abdominaux après avoir mangé, de la fatigue, un teint pâle, des bras et des jambes faibles, des selles molles. Une faiblesse de la rate peut également entraîner la rétention d'un excès de liquide dans le corps. L'Estomac 36 est le point le plus fort pour renforcer et réguler la digestion, ainsi que pour améliorer les niveaux d'énergie. Il est plus difficile d'être complètement en bonne santé avec une digestion faible car vous ne tirez pas une nutrition adéquate de votre nourriture.

Brûlure d'Estomac

Les symptômes de brûlure d'estomac incluent une douleur brûlante dans la région de l'estomac, une soif de boissons froides, une faim constante, des saignements des gencives, un reflux acide, de la constipation, des vomissements après avoir mangé et une mauvaise haleine. Ce schéma n'est pas courant, mais il est similaire à la gastrite, qui est une inflammation de l'estomac.

Modèles d'Organes Cardiaques

Le Cœur est affecté par toutes les émotions. Les déséquilibres cardiaques provoquent souvent de l'anxiété et de l'insomnie. Le méridien du Cœur est fréquemment utilisé pour traiter les déséquilibres cardiaques. Les points Cœur 5, 6 et 7 sont souvent associés à des points Rénaux pour traiter le déséquilibre à la source. Le point Estomac 36 peut être sollicité pour améliorer les niveaux d'énergie, lesquels ont un impact sur le Cœur.

Déficience cardiaque en Qi

Lorsque l'énergie du Cœur est faible, cela peut provoquer des palpitations cardiaques, un essoufflement à l'effort, une transpiration inhabituelle, un visage pâle et de la fatigue. Les palpitations se produisent lorsque vous sentez votre Cœur battre.

Carence en Sang du Cœur

Une carence du Cœur en sang peut provoquer des palpitations cardiaques, des étourdissements, de l'insomnie, une mauvaise mémoire, de l'anxiété, une tendance à sursauter, un visage et des lèvres pâles.

Carence du Cœur en Yin

Une carence du Cœur en Yin peut provoquer des palpitations cardiaques, de l'insomnie, être facilement surpris, une mauvaise mémoire, de l'anxiété, une sensation d'agitation émotionnelle, un visage rouge, une sensation de chaleur le soir, des sueurs nocturnes, une bouche et une gorge sèches, et une chaleur des paumes de vos mains et des arches de vos pieds. Ce schéma est courant pendant la ménopause.

Feu du Cœur

Le Feu du Cœur provoque des palpitations cardiaques, de la soif, des ulcères de la langue, une sensation d'agitation ou d'agitation, une sensation de chaleur, de l'insomnie, une rougeur du visage et un goût amer dans la bouche.

Modèles d'Organes Pulmonaires

Les Poumons peuvent être traités par l'acupuncture pour résoudre les rhumes et la grippe, traiter l'asthme, la bronchite et toute affection associée aux poumons. Des poumons solides garantissent des niveaux d'énergie sains.

Déficience Pulmonaire en Qi

Une carence Pulmonaire en Qi signifie que la fonction pulmonaire est faible, ce qui peut provoquer un essoufflement, une toux, une voix faible et une aversion pour parler. Cela peut également être un effet secondaire d'un rhume ou d'une grippe. La toux pendant un rhume affaiblit les Poumons, ce qui peut provoquer une toux faible chronique. Certaines personnes ne se remettent jamais complètement d'un rhume, d'une grippe ou d'une bronchite. Les poumons restent faibles. Les herbes comme le *cordyceps* renforcent l'énergie pulmonaire, pour aider à restaurer une fonction pulmonaire saine.

Mucosités chaudes Obstruant les Poumons

Un excès de mucus dans les poumons peut provoquer une toux aboyante (une toux profonde qui ressemble à un chien qui aboie), un mucus jaune abondant, un essoufflement, de l'asthme et une sensation de bouchon dans la poitrine. Cela est en corrélation avec la bronchite dans certains cas. Le type de toux vous indique ce qui la cause. Une toux légère provient de poumons faibles, une toux profonde et aboyante est due à une trop grande quantité de mucus et d'inflammation dans les poumons.

La respiration sifflante est un symptôme courant de mucosités chaudes dans les poumons. Les poumons peuvent être renforcés par des herbes comme le champignon Reishi et le *Cordyceps*. Le champignon rouge Reishi est également un tonique de longévité. Prenez toujours la respiration sifflante au sérieux, elle peut indiquer une infection bactérienne dans les poumons, qui doit être traitée de toute urgence.

Après avoir consulté votre médecin pour une respiration sifflante, votre acupuncteur peut vous aider. Il existe des formules à base de plantes qui aident à éliminer le mucus, à renforcer les poumons et à éliminer la respiration sifflante. Le point Estomac 40 est appelé *point* de flegme, et il aide à éliminer le mucus, tandis que le point Poumon 5 supprime la chaleur, ou l'inflammation, dans les poumons.

Des herbes comme l'*Andrographis* sont utilisées en médecine chinoise pour traiter les infections bactériennes. Il existe une célèbre formule à base de plantes appelée *Chuan Xin Lian* qui est très efficace contre les infections. Les herbes chinoises doivent être prises très souvent, parfois toutes les deux à trois heures, mais d'après mon expérience, les infections peuvent être résolues en quelques jours. Je pense que les herbes chinoises seront plus populaires au fil du temps, car les antibiotiques ont été surutilisés et il existe de nombreuses souches de bactéries résistantes aux médicaments. Les herbes sont à large spectre et ont généralement peu ou aucun effet secondaire. Je réfère toujours les patients à un médecin pour traiter les infections. Les infections peuvent mettre la vie en danger.

Modèles d'Organes Hépatiques

La théorie du Foie est très différente dans la médecine chinoise et dans la médecine moderne. Le Foie est fortement affecté par le stress. Un stress régulier fait stagner l'énergie du Foie, ce qui provoque de nombreux maux. La plupart des gens ont un certain degré de stagnation du Foie. Le point Foie 2 traite les brûlures, Foie 3 vise la plupart des autres modèles de Foie. L'acupuncture et la phytothérapie chinoise sont très efficaces pour soulager le stress. Ils aident à soulager l'accumulation de toute une vie de stress. Les migraines sont souvent causées par des déséquilibres hépatiques.

Stagnation du Qi du Foie

La stagnation du Qi du Foie provoque une sensation d'irritation ou de stress, des soupirs, un hoquet, une dépression, des nausées, des vomissements, un reflux acide, des éructations, des difficultés à avaler, des règles irrégulières ou douloureuses, une distension mammaire et des bosses dans la poitrine ou sous les bras.

L'un des symptômes les plus intéressants de la stagnation du Qi du Foie est le soupir. Vous remarquerez parfois que quelqu'un soupire beaucoup. C'est le Foie qui essaie de soulager la stagnation.

Une formule chinoise à base de plantes appelée *Xiao Yao San*, ou *Free and Easy Wanderer*, est très populaire pour traiter le stress. Cette formule est disponible en vente libre et c'est l'une des formules à base de plantes les plus équilibrées, ce qui signifie que la plupart des gens peuvent la prendre. Si tout le monde prenait cette formule, il y aurait beaucoup moins de stress et de dépression dans le monde. Le stress affecte votre Foie, qui devient déséquilibré, et cela peut conduire à la dépression. C'est également une cause fréquente d'infertilité.

Feu du Foie

Le Feu du Foie provoque une irritabilité sévère, des accès de colère soudains, des acouphènes, des maux de tête sur le côté de la tête, des étourdissements, une soif, un goût amer et une sensation de rougeur soudaine en cas de colère. Le Feu du Foie provoque également une transpiration du visage. En cas de stress, la chaleur monte au visage, ce qui lui donne une sensation de chaleur. Le point Foie 2 est le meilleur point pour le Feu du Foie.

Insuffisance Sanguine au Foie

Les symptômes d'insuffisance sanguine du Foie incluent une vision floue, des corps flottants dans la vision, des étourdissements, de l'insomnie, un manque de menstruation, des crampes musculaires, des ongles cassants et une faiblesse musculaire.

En médecine chinoise, une carence en sang provoque des corps flottants dans la vision. Si vous avez des corps flottants dans le champ visuel, vous pouvez voir des points noirs flottant devant vos yeux si vous regardez un mur blanc. Beaucoup de gens en ont et ne le savent pas. Ils me croient rarement quand je leur dis que cela peut être corrigé. Cela prend environ un mois. Des herbes toniques pour le sang doivent être prises pour restaurer un sang sain. Je demande toujours aux patients de consulter un ophtalmologiste pour s'assurer qu'il n'y a pas de problème oculaire physique. Une rétine détachée peut également provoquer des corps flottants.

Les crampes musculaires sont également fréquemment observées avec une carence en sang. S'il n'y a pas assez de sang pour nourrir les muscles, ils deviennent tendus et peuvent se crisper. Cela peut également causer des douleurs au cou et aux épaules, ainsi que des migraines.

Le Feu du Foie est traité avec les points Foie 2 et 3. Une carence en sang du Foie devrait être traitée par des herbes, ainsi que des points comme l'Estomac 36 pour améliorer la production d'énergie, et la Rate 6 pour nourrir le sang. Les problèmes de Foie provoquent souvent des problèmes menstruels et l'infertilité.

Humidité et mucosités

Il est un peu difficile d'expliquer brièvement le concept d'humidité et de mucosités. En médecine chinoise, lorsque le corps accumule trop de liquide, on parle d'humidité, ce qui est appelé œdème en médecine occidentale. Dans la théorie de la médecine chinoise, l'humidité peut être causée soit par une Rate faible, soit par des Reins faibles qui ne parviennent pas à éliminer l'excès de liquide. La médecine chinoise est très efficace pour traiter l'œdème, elle traite la racine du trouble en renforçant les organes responsables du transport des fluides dans l'organisme.

Le flegme est la façon dont la médecine chinoise décrit le mucus. Le mucus peut se trouver dans vos poumons lors d'un rhume ou d'une grippe et d'autres affections telles que la bronchite. Il existe un autre type de mucosités que vous ne verriez pas lors d'un rhume ou d'une grippe. Le mot « flegme » décrit les gonflements du corps et les déséquilibres qui bloquent le fonctionnement des organes. L'Estomac 40 est le *point du flegme.* Il traite tous les types de mucosités. L'Estomac 36 serait également inclus dans votre traitement, ce point a des dizaines de fonctions.

Ces modèles d'organes sont simplement les plus souvent observés en clinique. Cette information est tirée du livre de Giovanni Maciocia, *The Foundations of Chinese Medicine.* C'est le manuel que les étudiants en acupuncture utilisent lors de leur première année à l'école. C'est un livre incroyable. Si vous souhaitez étudier la médecine chinoise, je vous le recommande vivement. Il n'y a pas un autre livre qui explique vraiment la médecine chinoise comme celui-ci. Je ne donne qu'un aperçu rapide des maux courants, afin que les points d'acupuncture aient plus de sens pour vous. Maintenant, lorsque votre acupuncteur vous dira que vous avez un Feu du Foie, ou une stagnation du Qi du Foie, vous comprendrez de quoi il parle.

Chapitre 2

Comment Localiser les Points d'Acupuncture

Les points d'acupuncture sont localisés à l'aide de repères anatomiques. Par exemple, le Péricarde 6 est situé à 2 cun du pli du poignet. Vous mesurez 2 cun en utilisant vos doigts. Si vous traitez quelqu'un qui a des doigts plus petits ou plus gros, vous utiliserez ses mesures pour localiser les points. Cela signifie que vous utiliseriez la taille de leur pouce plutôt que la vôtre. Vous pouvez également mesurer le point et ajuster légèrement l'emplacement en fonction de leurs mesures.

De nombreux points sont localisés en prenant des repères osseux comme référence. La malléole médiale en est un exemple. Il s'agit de l'os rond à l'intérieur de la cheville. Vous placez vos doigts sur la pointe de la malléole médiale pour localiser les points méridiens du Rein.

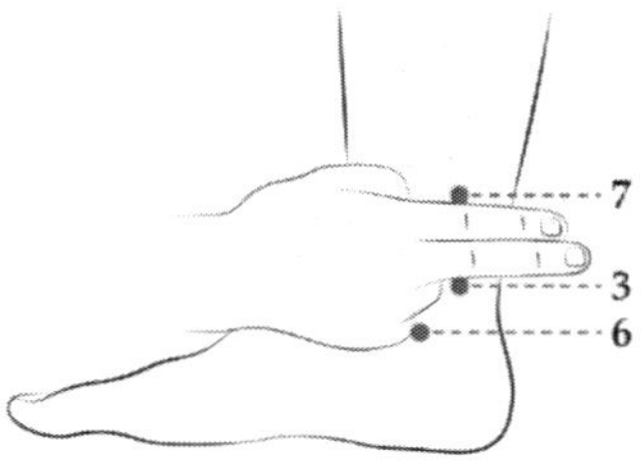

Rein

Rein 3 est au même niveau que la pointe de la malléole médiale. Rein 7 est à 2 cun au-dessus du Rein 3 et le Rein 6 est en dessous de la malléole médiale.

Diamètre du Point
La taille de chaque point d'acupuncture peut être importante. Tant que vous êtes à l'intérieur de la zone, le point sera activé. Le diamètre mesure environ 2,5 cm.

Mesure du Cun
Pour localiser les points d'acupuncture, vous devez disposer d'un moyen d'évaluer les distances sur le corps. Cette unité de mesure s'appelle un *cun*. C'est le mot chinois pour cela. Il est prononcé « Soun ». Chaque cun a la taille de la jointure de votre pouce. Vous aurez besoin de mesurer 1 cun, 1,5 cun, 2 cun, 3 cun et 4 cun. En cas de doute, vous pouvez toujours utiliser votre pouce par défaut pour effectuer la mesure.

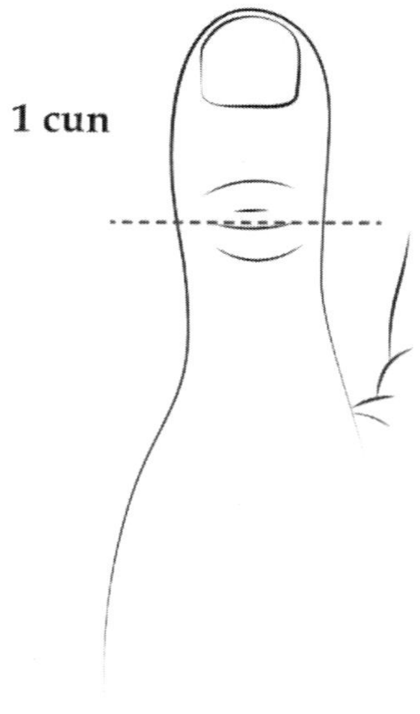

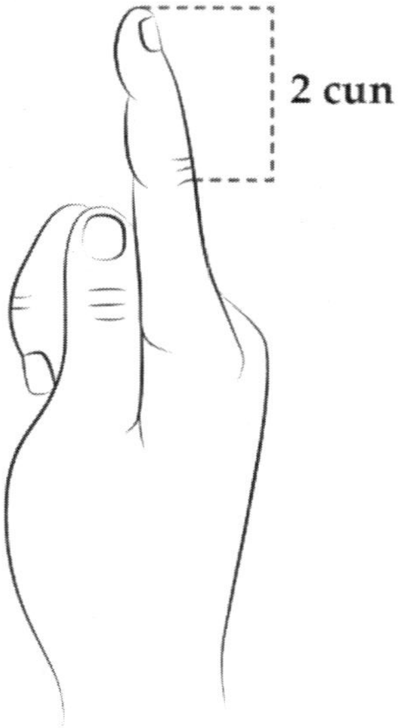

Mesure du Cun

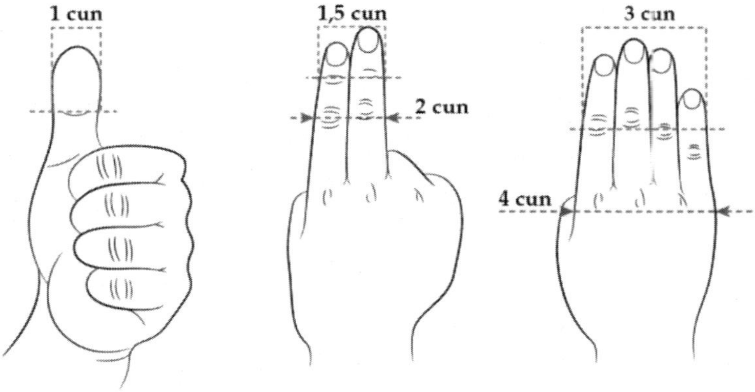

Termes d'Anatomie
Les emplacements des points dans ce livre sont expliqués aussi simplement que possible. Dans certains cas, j'ai utilisé des termes d'anatomie qui ne vous sont peut-être pas familiers. Soyez assuré que les images facilitent la localisation des points. Les termes d'anatomie sont utilisés, mais dans la plupart des cas, vous pouvez simplement regarder l'image.

Quelques termes que vous verrez souvent incluent :

Malléole Médiale
Il s'agit de l'os rond à l'intérieur de la cheville. Cet os est utilisé pour localiser des points dans la zone, tels que Rein 3, 6 et 7, ainsi que Rate 6.

Malléole Latérale
Il s'agit de l'os rond à l'intérieur de la cheville. Cet os est utilisé pour localiser des points sur les méridiens de la Vessie et de la Vésicule Biliaire. Il est également utilisé comme point de mesure pour trouver d'autres points sur la jambe, comme Estomac 40.

Bordure de la Peau Rouge et Blanche
C'est un terme qui explique l’endroit où la peau change de couleur. Il se situe généralement au bord de la plante de votre pied ou de la paume de votre main. Il n'est pas nécessaire de pouvoir le voir pour trouver les points utilisés en acupression.

Chapitre 3

Comment Faire de l'Acupression Efficacement

Pour que l'acupression fonctionne, le point doit être activé. Avec l'acupuncture, une aiguille est insérée dans le point, ce qui stimule la circulation dans le point, ce qui l'active. Les aiguilles d'acupuncture sont minuscules, de la taille d'un cheveu.

Pour activer les points en utilisant l'acupression, il existe plusieurs options.

- En appuyant fermement avec vos doigts
- En utilisant des pastilles magnétiques sur un morceau de ruban adhésif, qui sont appliquées sur les points d'acupuncture et laissées en place pendant une période de temps spécifique, par exemple huit heures
- En utilisant de minuscules graines sur un morceau de ruban adhésif appliqué sur l'oreille. Les graines peuvent être des graines de *Vaccaria* ou d'autres types de granulés tels que des billes ioniques ou des granulés magnétiques
- En utilisant un mini masseur

Le point important à retenir est que vous devez appuyer assez fermement pour activer le point. Lorsque vous faites de l'acupuncture, les aiguilles restent en place pendant environ 30 minutes. Pendant que vous vous détendez, les aiguilles ont le temps de faire leur travail.

Lorsque vous faites de l'acupression, vous devrez appuyer assez fermement et assez longtemps pour stimuler le point. Je dirais que cinq minutes par point suffisent généralement, mais dans certains cas, 10 minutes sont nécessaires. Cela dépend du point traité et de votre état de santé.

Fréquence de Traitement.

Comme l'acupuncture, l'acupression, est une forme de thérapie. Elle est plus efficace si elle est faite quotidiennement. Chaque fois que vous faites de l'acupuncture ou de l'acupression, vous stimulez le corps en l'invitant à fonctionner normalement. Si vous ne le faites qu'une fois par semaine, ce sera moins efficace. L'acupuncture et l'acupression sont deux types de thérapie, ce qui signifie que vous devez suivre une *série* de traitements pour vous améliorer.

Ne vous attendez pas à ce qu'un seul traitement soit tout ce dont vous avez besoin. Je prévoirais de faire une série de quatre à huit traitements, puis je déciderais si vous devez continuer. Cela peut également être utilisé pour des problèmes occasionnels tels que des nausées. Le meilleur point pour la nausée est Péricarde 6, qui traite également l'insomnie.

Mini masseurs

Les mini masseurs mesurent environ 10 cm de long et sont utilisés par certaines personnes à des fins autres que l'acupression. Ils sont de la taille idéale pour faire de l'acupression. Vous pouvez facilement les emporter avec vous et la pointe mesure environ 1,2 cm de diamètre, ce qui la rend parfaite pour traiter un point d'acupuncture. Les meilleurs masseurs pour l'acupression sont livrés avec plusieurs types de têtes. Ceux avec le plus grand nombre de broches semblent être les plus efficaces pour l'acupression. Ces masseurs coûtent moins de 15€ et peuvent être achetés en ligne.

Ces masseurs sont également commercialisés pour le traitement des cicatrices. L'amélioration du flux sanguin vers une cicatrice aide le corps à la décomposer. L'acupuncture est incroyable pour traiter les cicatrices, ainsi que les plaies non cicatrisantes, courantes chez les diabétiques.

Placer les aiguilles autour de la plaie améliore la circulation sanguine, ce qui aide le corps à fermer la plaie. Une absence de guérison est causée par un manque de circulation.

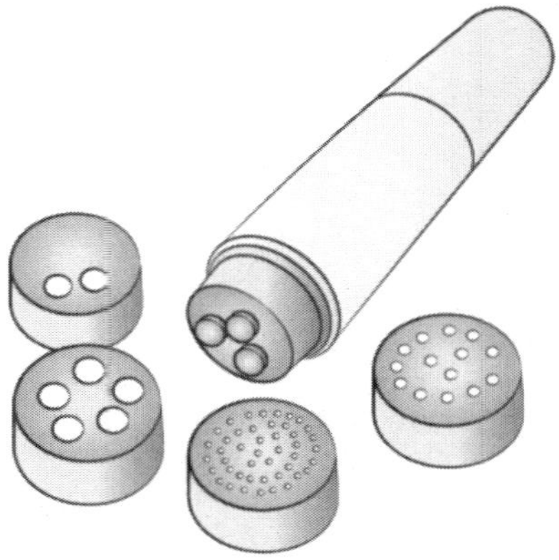

Granulés Magnétiques

Les pastilles magnétiques fournissent une stimulation très forte aux points. J'utilise la marque de pastilles Helio, elles sont livrées dans une boîte de 100 pastilles et chaque aimant fait 800 gauss. Le Gauss est une mesure de la force d'un aimant. J'ai trouvé ces pastilles très efficaces pour l'insomnie, lorsqu'elles sont placées sur Péricarde 6. Il est préférable de limiter le temps de repos des aimants sur le corps à huit heures. Même si vous ne les sentez pas pendant qu'ils sont posés, ils sont très efficaces.

Durée de l'Acupression

Les effets de l'acupression ne sont généralement pas ressentis immédiatement. Cela prend généralement environ une heure, bien que cela dépende du point traité et des résultats que vous attendez. Si vous faites de l'acupression sur des points comme Gros Intestin 11, pour traiter la constipation, ou Péricarde 6 pour traiter l'insomnie, vous verrez généralement des résultats au bout d'environ une heure. Si vous ne constatez pas de résultats, vous pouvez recommencer l'acupression.

Activer le Qi

Lorsque vous stimulez un point d'acupuncture, vous l'activez. Une fois le point activé, il commence à fonctionner. Les acupuncteurs appellent cela

« Activer le Qi », ce qui est nécessaire pour que l'acupuncture ou l'acupression agisse. Les signes que vous avez activé un point incluent les sensations suivantes dans la zone à traiter :

- Sensation de grattement
- Picotements
- Perte de sensation
- Douleur (plus fréquente dans les points forts comme Estomac 36)
- Chaleur

Parfois, vous ne pouvez pas décrire ce que vous ressentez, vous savez simplement que quelque chose se passe, vous ressentez l'augmentation du flux sanguin. Cependant, même si vous ne ressentez rien, cela ne veut pas dire que rien ne se passe. Si vous avez des niveaux d'énergie très bas, vous serez moins susceptible de ressentir quoi que ce soit jusqu'à ce que vos niveaux d'énergie aient à nouveau augmenté, ce qui prend généralement environ un mois.

Acupression Auriculaire

L'acupression auriculaire est une autre façon de se soigner. L'oreille est très sensible à tout type de stimulation. Vous pouvez acheter des graines d'oreille en ligne. Il en existe plusieurs types. Les graines sont placées sur un petit morceau carré de ruban adhésif. Après avoir appliqué les graines sur l'oreille, le ruban durera quelques jours, en fonction de la fréquence de vos shampooings et de la résistance du ruban.

J'aime les pastilles ioniques Sakamura. Elles sont de deux types, le ruban est soit transparent, soit de couleur chair, et les pastilles sont en or ou en argent. Tout dépend de vos goûts personnels. J'utilise du ruban transparent avec des pastilles d'or. Il est préférable de retirer les granules après deux jours et de passer à l'autre oreille.

Chapitre 4

Acupuncture ou Acupression Auriculaire

L'oreille est un microcosme du corps tout entier. Cela signifie que tout le corps est représenté sur l'oreille. La carte de l'oreille montre le corps représenté comme un fœtus à l'envers. Toutes les affections peuvent être traitées sur l'oreille. L'oreille peut être utilisée pour traiter les déséquilibres internes des organes, la douleur, les problèmes émotionnels, et pour réguler l'ensemble du corps.

L'image ci-dessous montre le fœtus inversé. Vous remarquerez la tête en bas de l'image. Les organes internes sont situés sur la partie interne de l'oreille, près du conduit auditif.

Certains acupuncteurs se spécialisent dans l'acupuncture auriculaire. De nombreux acupuncteurs combinent l'acupuncture auriculaire avec l'acupuncture corporelle pour obtenir les avantages des deux. L'acupuncture auriculaire et l'acupression sont particulièrement utiles pour traiter la douleur. Localisez simplement la zone de l'oreille qui correspond à la partie du corps douloureuse.

Les points auriculaires peuvent être stimulés à l'aide de minuscules aiguilles d'acupuncture, des graines d'oreille faites avec des graines de *Vaccaria*, qui sont de minuscules graines noires placées sur un petit morceau de ruban adhésif. Les graines sont placées sur l'oreille et peuvent être laissées plusieurs jours, elles tombent généralement en quelques jours. Il est courant d'alterner les oreilles, ce qui signifie que pour un traitement, on emploie l'oreille droite, puis l'oreille gauche lors de la visite suivante.

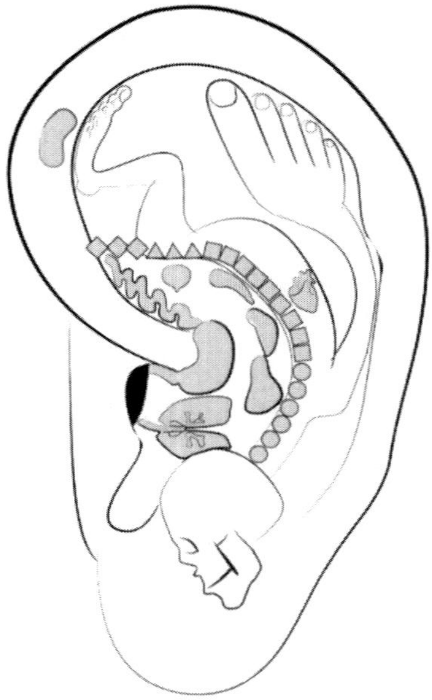

Graines Auriculaires
L'image ci-dessous montre des graines de *Vaccaria* sur des petits plats en plastique, il vous suffit de décoller le morceau de ruban adhésif et de le placer sur l'oreille. L'utilisation d'une pince à épiler facilite la manœuvre.

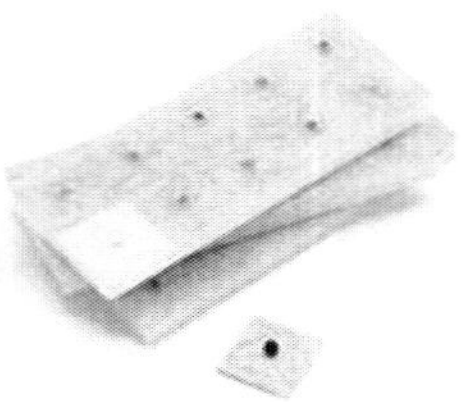

Il existe de nombreux types de petites pastilles généralement utilisées sur l'oreille. Les pastilles Magrain Ion de Sakamura sont un autre type de pastille auriculaire. Ce sont de minuscules perles, en or ou en argent, attachées à des morceaux ronds de ruban adhésif. Les billes sont traitées pour fournir une stimulation qui est moins forte qu'un aimant, mais plus forte qu'une graine de *Vaccaria*.

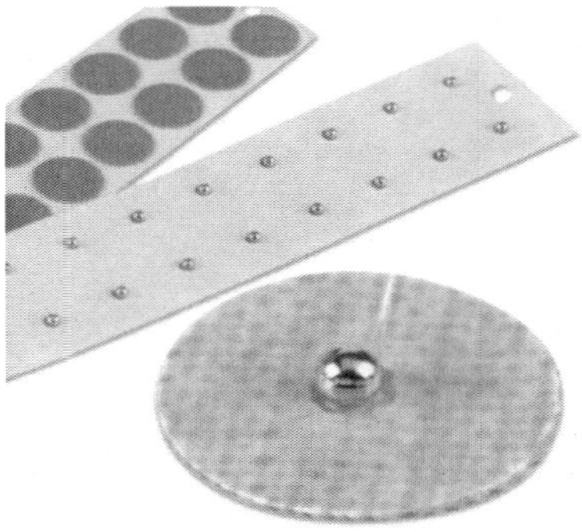

Cette image montre des pastilles Magrain Ion Sakamura sur du ruban de couleur chair. Il existe deux options : le ruban transparent ou le ruban couleur chair et les pastilles en or ou en argent. Votre acupuncteur aura une préférence personnelle sur le type de granulés employés.

L'acupuncture auriculaire est également utilisée pour aider à soulager la toxicomanie. L'acupuncture auriculaire réduit le stress et peut être employée par des non-acupuncteurs pour aider dans les protocoles de dépendance. L'image suivante montre le protocole auriculaire NADA appliqué par les spécialistes de la toxicomanie. NADA signifie National Acupuncture Detoxification Association. Une formation spéciale est offerte aux personnes intéressées par l'apprentissage du protocole. Pour plus d'informations, veuillez consulter www.acudetox.com.

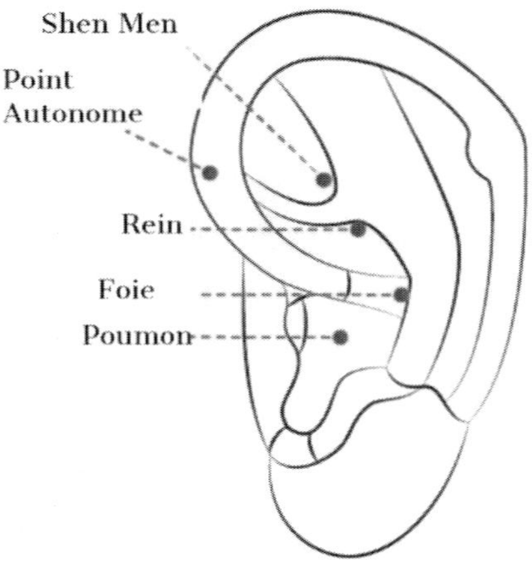

Le graphique suivant montre la colonne vertébrale représentée sur l'oreille. Les points C1 à C7 représentent les vertèbres cervicales. J'ai trouvé que le traitement de ces points de l'oreille avec des pastilles Sakamura est aussi efficace que tout autre type de traitement du cou. Placez simplement les pastilles sur le bord de l'oreille dans la zone affectée correspondante et appuyez fermement. Lorsque vous appuyez fermement, cela fera un peu mal. Cela ne fera mal que s'il y a un problème dans ce domaine. Les points T1 à T12 traitent la zone thoracique ou supérieure du dos. L1 à L5 concernent la région lombaire, ou le bas du dos. S1 et 2 concernent le sacrum ou le coccyx.

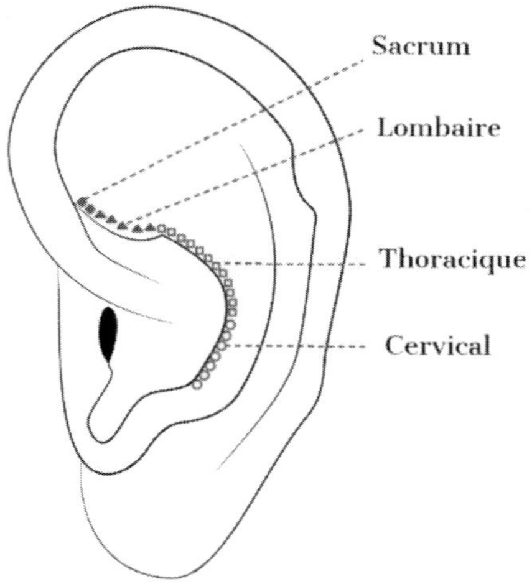

Points Auriculaires Couramment Utilisés

Shen Men
Shen Men est un point maître. Il calme l'esprit, soulage le stress, la douleur, l'anxiété, l'insomnie et il est utilisé en association avec d'autres points. Le nom signifie « Porte de l'Esprit ». C'est l'un des points les plus souvent utilisés sur l'oreille.

Point Zéro Ce point équilibre le corps. Il aide à réguler les hormones et à calmer le cerveau.

Point Tranquillisant
Ce point est également appelé le Point de Relaxation, ou Point Analogique de Valium, par Terry Oleson. Il est sédatif, relaxant, et peut être utilisé pour traiter l'anxiété, l'hypertension artérielle et le stress chronique.

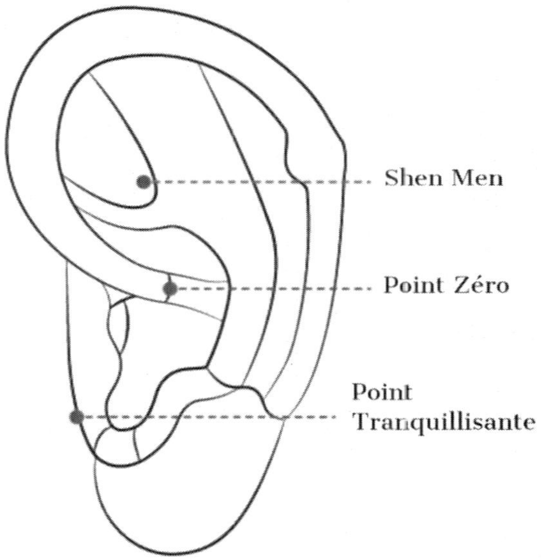

Il existe plusieurs systèmes d'acupuncture auriculaire. Si vous souhaitez approfondir vos recherches, le livre *Auriculotherapy Manual* de Terry Oleson, PhD, est un bon choix.

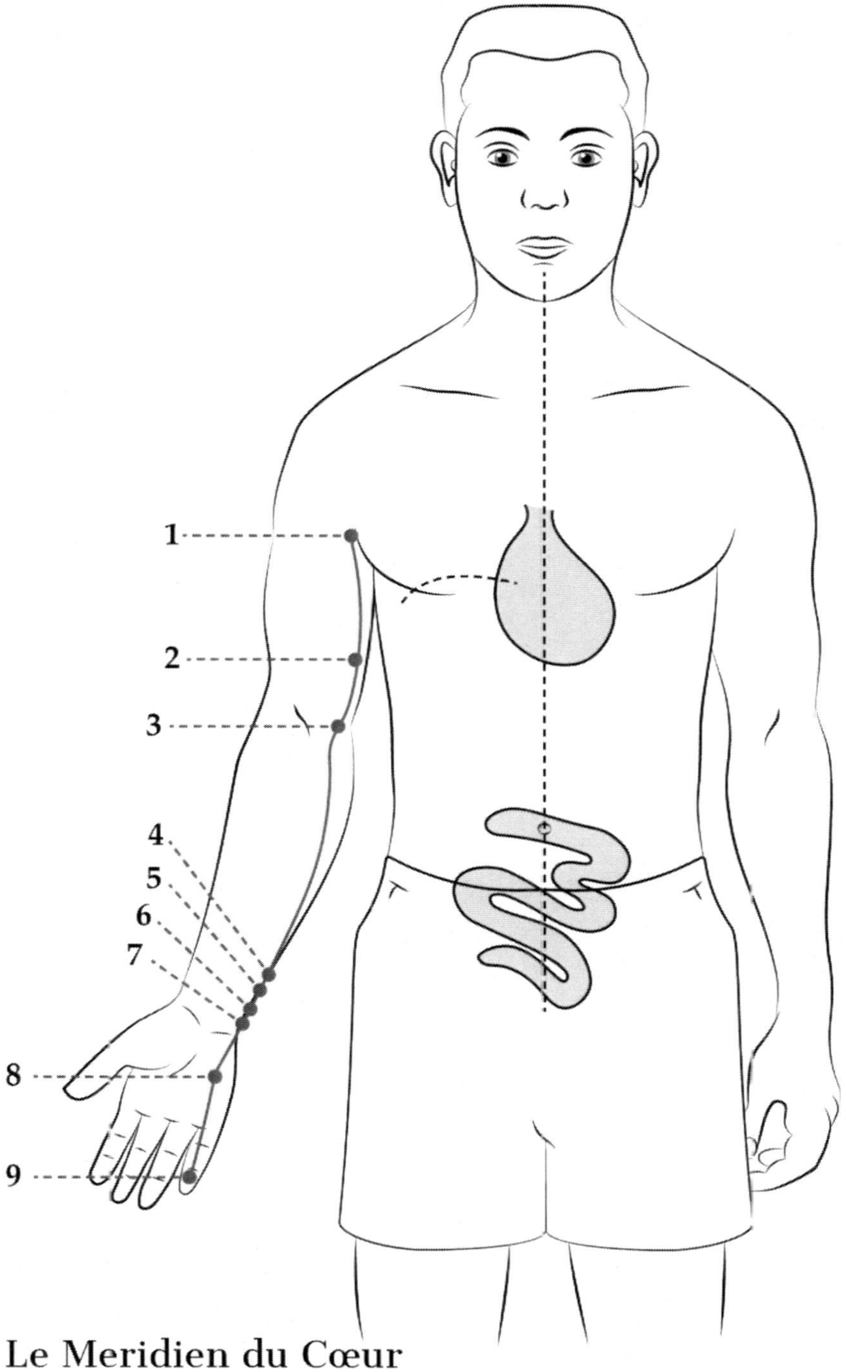

Le Meridien du Cœur

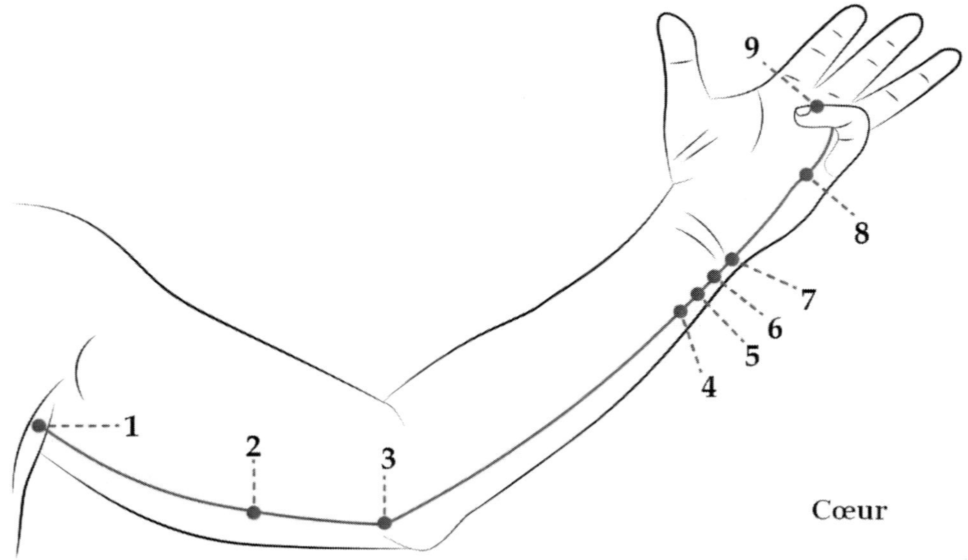

Cœur 1
Situé au centre de l'aisselle.

Fonctions et Utilisation Courante
Régule le cœur, ouvre et détend la poitrine. Peut être utilisé pour traiter les douleurs aux thorax et aux côtes. Ce point est rarement utilisé.

Cœur 2
Situé à 3 cun au-dessus du pli du coude, dans l'indentation sur le côté médial du muscle biceps.

Fonctions et Utilisation Courante
Peut être utilisé pour traiter les douleurs thoraciques et les douleurs aux côtes.

Cœur 3
Situé sur l'extrémité médiale du pli du coude.

Fonctions et Utilisation Courante
Cœur 3 calme l'esprit, traite les douleurs cardiaques et l'engourdissement de la main et du bras.

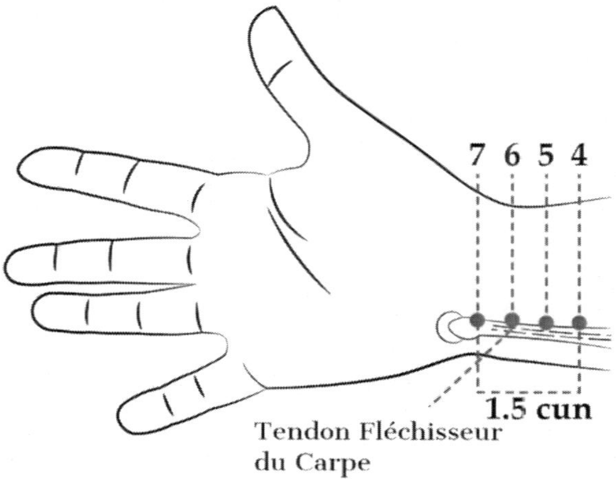

Cœur

Cœur 4
Situé à 1,5 cun au-dessus du pli du poignet, du côté radial du tendon fléchisseur du carpe.

Fonctions et Utilisation Courante
Calme l'esprit, soigne les douleurs thoraciques et peut être utilisé pour traiter la perte soudaine de voix.

Cœur 5
Situé à 1 cun au-dessus du pli du poignet, du côté radial du tendon fléchisseur du carpe.

Fonctions et Utilisation Courante
- Calme l'esprit
- Feu du Cœur
- Sensation de palpitations

- Palpitations (lorsque vous sentez votre cœur battre)
- Régule le rythme cardiaque
- Fortifie le Cœur
- Bégaiement
- Perte soudaine de la voix avec raideur de la langue

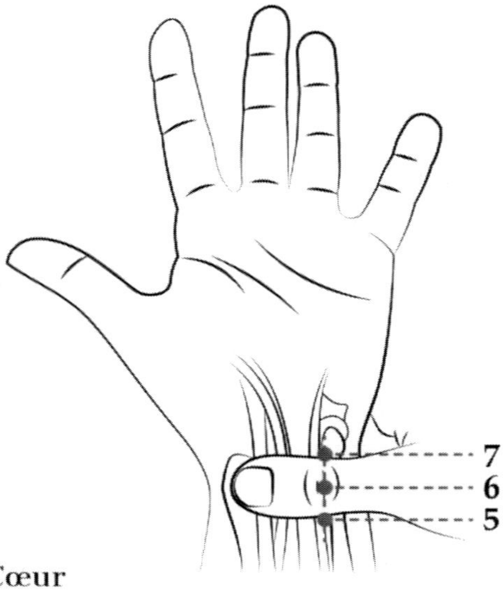

Cœur

Cœur 5 régule le rythme cardiaque, ce qui peut traiter l'arythmie cardiaque. L'acupression est très efficace sur ce point. Appuyez profondément votre ongle sur ce point et maintenez pendant au moins 5 minutes. Un traitement périodique régulera et renforcera le cœur.

Cœur 6
Situé à un demi cun au-dessus du pli du poignet, du côté radial du tendon fléchisseur du carpe.

Fonctions et Utilisation Courante
Cœur 6 améliore la circulation vers le cœur, le régule et le renforce. Il refroidit la chaleur dans le sang qui pourrait se manifester par des vomissements sanguinolents ou une transpiration nocturne.

- Douleur cardiaque, douleur lancinante dans le cœur

- Sueurs nocturnes
- Saignements de nez
- Palpitations (lorsque vous sentez votre cœur battre)
- Perte soudaine de la voix
- Vomissements sanglants.

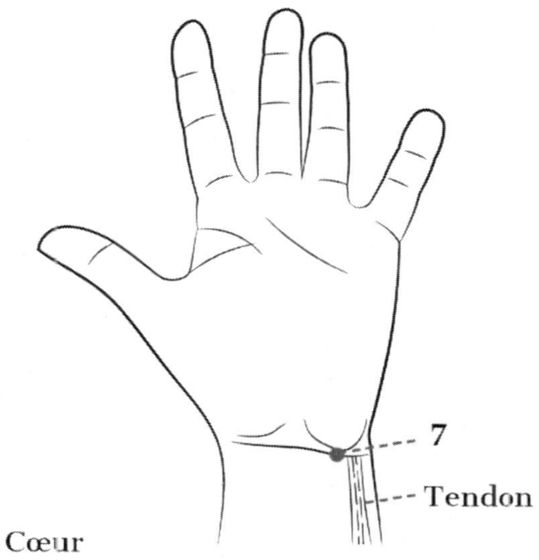

Cœur 7

Situé au niveau du pli du poignet, sur le côté radial du tendon fléchisseur ulnaire du carpe. Il peut y avoir deux plis au poignet, et certaines personnes en ont trois. Ce point est situé au niveau du plus grand pli du poignet.

Fonctions et Utilisation Courante

- Anxiété
- Calme l'esprit
- Arythmie
- Palpitations (lorsque vous sentez votre cœur battre)
- Sensation de palpitations
- Insomnie

- Irritabilité
- Dépression maniaque
- Mémoire
- Régule et renforce le Cœur

Cœur 7 est l'un des points les plus importants du corps. C'est un point très apaisant, excellent pour traiter l'anxiété et l'insomnie. L'acupression est efficace sur ce point, vous pouvez soit utiliser votre ongle sur ce point, soit utiliser une pastille magnétique. Il soigne les troubles causés par les déséquilibres cardiaques, tels que la mauvaise mémoire, l'irritabilité et la manie.

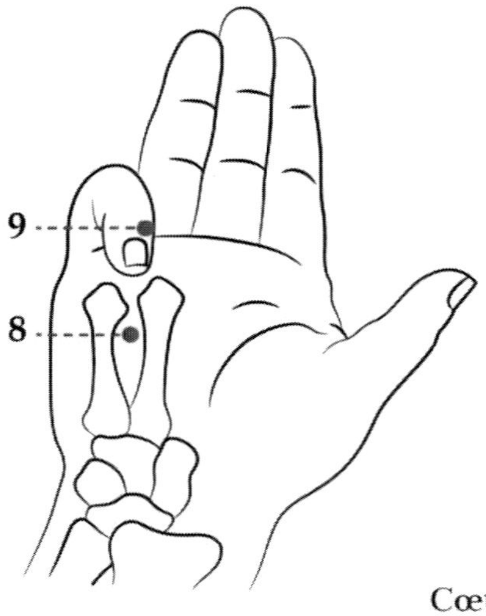

Cœur

Cœur 8
Situé entre les quatrièmes et cinquièmes os métacarpiens. Localisez ce point en formant un poing. Il est situé là où le petit doigt touche la paume.

Fonctions et Utilisation Courante
Cœur 8 calme l'esprit et régule le cœur. Il peut être utilisé pour traiter les palpitations. Il traite le *Feu du Cœur*. Il s'agit d'un syndrome qui provoque une irritabilité extrême et souvent de l'insomnie.

Cœur 9
Situé à 0,1 cun postérieur au coin de l'ongle sur le petit doigt.

Fonctions et Utilisation Courante
Ravive la conscience, régule le cœur et calme l'esprit. Il peut être utilisé pour traiter les palpitations cardiaques et les douleurs cardiaques, bien que Cœur 9 soit rarement employé.

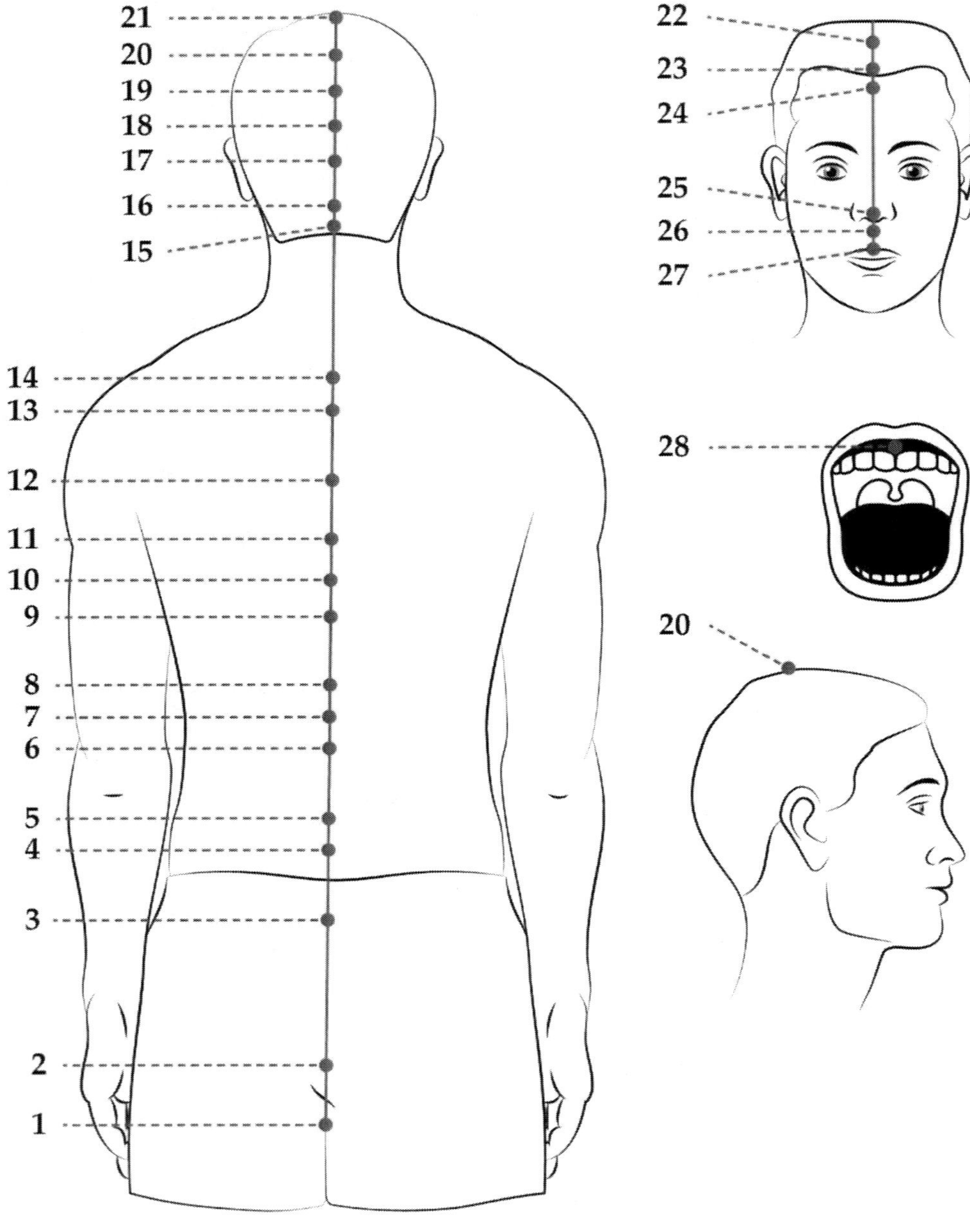

Le Méridien Du – Le Vaisseau Gouvernant

Le méridien Du est le nom chinois du méridien qui longe la colonne vertébrale. Il est également appelé le Vaisseau Gouvernant. Il est le plus souvent désigné par son nom chinois, c'est donc celui que j'utiliserai ici.

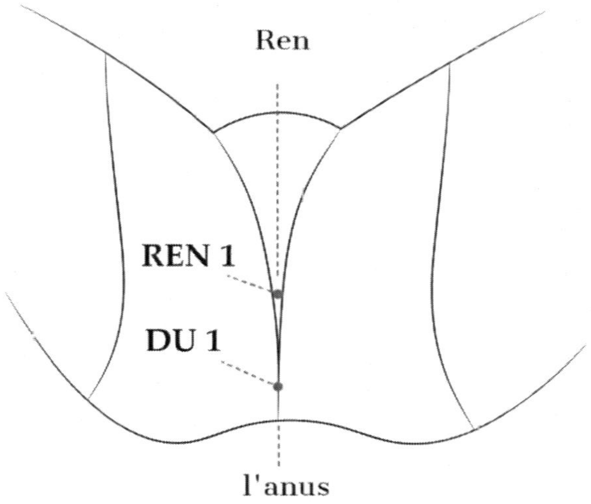

Du

Du 1
Situé sur la ligne médiane (colonne vertébrale) à mi-chemin entre la pointe du coccyx (os du bas du dos) et l'anus.

Fonctions et Utilisation Courante
Traite les hémorroïdes, le prolapsus du rectum et les douleurs lombaires. Ce point peut être utilisé en cas d'urgence lorsqu'il y a une incapacité à uriner ou une rétention d'urine.

Du 2
Situé au niveau du hiatus sacré, qui est un espace situé sur le sacrum (coccyx).

Fonctions et Utilisation Courante
Traite les douleurs lombaires, l'atrophie des jambes et les hémorroïdes.

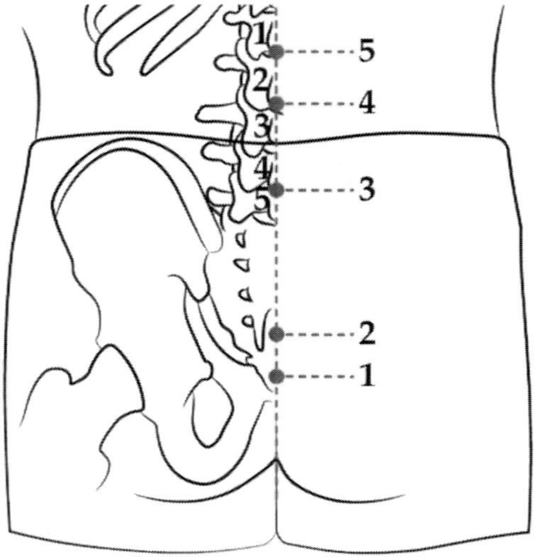

Du

Du 3
Sous l'apophyse épineuse de la quatrième vertèbre lombaire.

Fonctions et Utilisation Courante
Renforce les reins et soigne le bas du dos et les jambes.

Du 4
Sous l'apophyse épineuse de la quatrième vertèbre lombaire.

Fonctions et Utilisation Courante
Renforce les reins, soigne les lombalgies, l'incontinence et les troubles rénaux tels que la néphrite. Il est souvent utilisé pour traiter les douleurs lombaires.

Du 5
Sous l'apophyse épineuse de la quatrième vertèbre lombaire.

Fonctions et Utilisation Courante
Traite les douleurs lombaires.

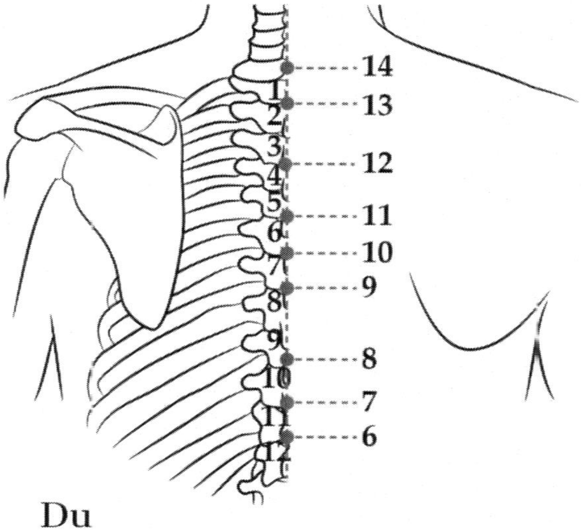

Du

Du 6
Sous l'apophyse épineuse de la onzième vertèbre thoracique.

Fonctions et Utilisation Courante
Traite les douleurs lombaires.

Du 7
Sous l'apophyse épineuse de la onzième vertèbre thoracique.

Fonctions et Utilisation Courante
Traite les douleurs lombaires et les raideurs.

Du 8
Sous l'apophyse épineuse de la onzième vertèbre thoracique.

Fonctions et Utilisation Courante
Traite la raideur du dos et l'épilepsie.

Du 9

Sous l'apophyse épineuse de la onzième vertèbre thoracique.

Fonctions et Utilisation Courante

Régule le foie et la vésicule biliaire pour traiter des troubles comme la jaunisse et les calculs biliaires. Soigne la douleur et la raideur du dos. Améliore la circulation dans la poitrine.

Du 10

Sous l'apophyse épineuse de la onzième vertèbre thoracique.

Fonctions et Utilisation Courante

Régule et ouvre la circulation dans la poitrine pour traiter la toux et l'asthme. Agit sur les douleurs et les raideurs du dos et du cou.

Du 11

Sous l'apophyse épineuse de la onzième vertèbre thoracique.

Fonctions et Utilisation Courante

Renforce le cœur et calme l'esprit.

Du 12

Sous l'apophyse épineuse de la onzième vertèbre thoracique.

Fonctions et Utilisation Courante

Régule les poumons et le cœur, calme l'esprit. Il ouvre la circulation dans la poitrine et peut être utilisé pour l'asthme, la bronchite, la toux et la coqueluche.

Du 13

Sous l'apophyse épineuse de la onzième vertèbre thoracique.

Fonctions et Utilisation Courante

Renforce le système immunitaire, régule les poumons et élimine la chaleur (inflammation) des poumons. Traite le rhume, la grippe et la raideur de la nuque.

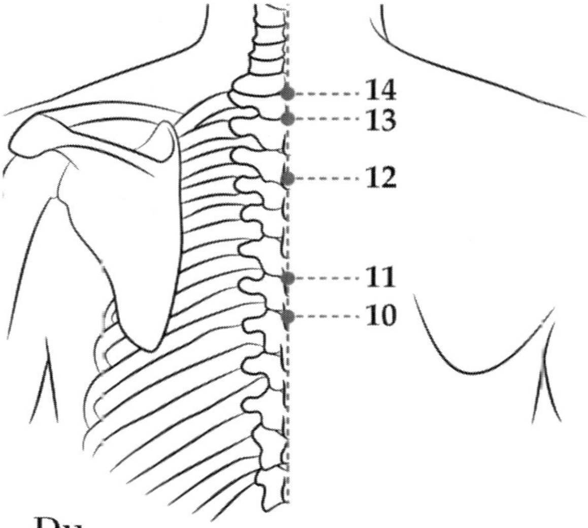

Du

Du 14
Sous l'apophyse épineuse de la onzième vertèbre thoracique.

Fonctions et Utilisation Courante

- Mal de dos
- Calme l'esprit
- Libère l'esprit
- Rhume et grippe
- Raideur de la colonne vertébrale dans le haut du dos et du cou

Ce point peut traiter la chaleur pulmonaire (inflammation). Il soulage la raideur de la nuque lorsque vous ne pouvez pas tourner la tête sur le côté. Il est également répertorié comme traitement de la tuberculose, de l'emphysème et de l'urticaire.

Du 15
À un demi-cun au-dessus de la ligne des cheveux postérieure, sous l'apophyse épineuse de la première vertèbre cervicale. Il est situé en face de la base de la langue.

Fonctions et Utilisation Courante
Soulage la langue. Il peut être utilisé pour traiter l'incapacité de parler après un accident vasculaire cérébral, la raideur de la langue et la douleur au cou.

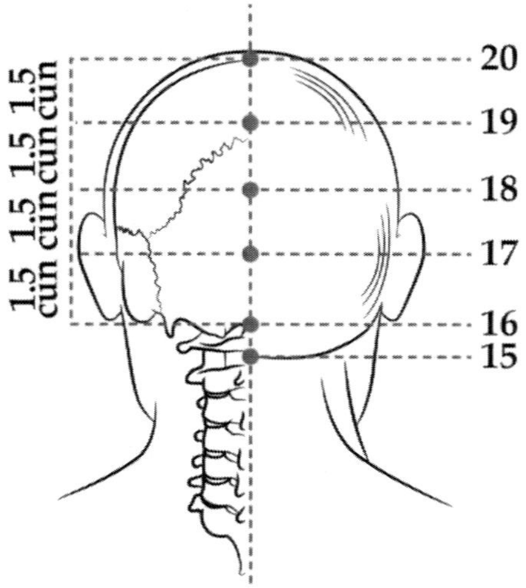

Du

Du 16
Situé à 1 cun au-dessus de la ligne capillaire postérieure, dans la dépression sous la POE ou protubérance occipitale externe. Traduction : à l'arrière de votre tête, il y a une petite zone osseuse qui ressemble à un nœud, c'est la POE.

Fonctions et Utilisation Courante
Traite les douleurs et les raideurs au cou.

Du 17
Situé à 1,5 cun au-dessus du Du 16, au-dessus de la POE ou de la protubérance occipitale externe.

Fonctions et Utilisation Courante
Ce point est appelé « Porte du Cerveau ». Il nettoie le cerveau et a un impact positif sur les yeux. Il peut être utilisé pour traiter la vision trouble et les acouphènes.

Du 18
Situé à 1,5 cun au-dessus du Du 17, à mi-chemin entre Du 16 et Du 20.

Fonctions et Utilisation Courante
Soulage la douleur pour traiter les maux de tête, et calme l'esprit.

Du 19
Situé à 1,5 cun au-dessus du Du 18.

Fonctions et Utilisation Courante
Soulage la douleur et calme l'esprit.

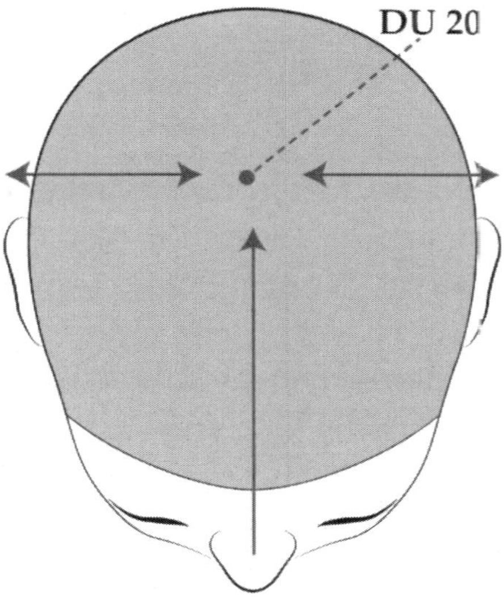

Comment Localiser le Du 20

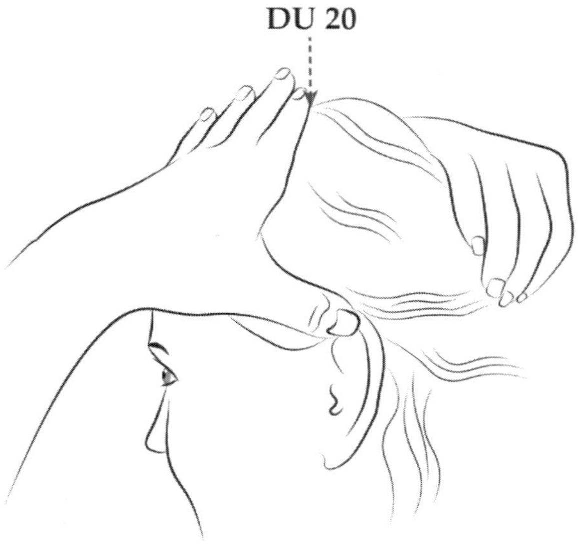

Du 20

Situé à 7 cun au-dessus de la ligne des cheveux postérieure. Vous pouvez utiliser vos mains pour localiser ce point. Placez le bout de vos pouces en haut de vos oreilles, et vos doigts se rencontreront en haut de votre tête à l'emplacement approximatif du Du 20. Vous ressentirez une légère indentation à cet endroit.

Fonctions et Utilisation Courante

- Soulage la tête et le cerveau
- Calme l'esprit
- Améliore la concentration
- Améliore la mémoire
- Insomnie
- Ouvre les sinus bouchés
- Prolapsus de l'utérus ou du rectum
- Élève ou diminue l'énergie au besoin, régule la circulation
- Restaure le Yang effondré
- Ravive la conscience

Ce point peut être utilisé pour traiter le prolapsus du rectum, ainsi que le prolapsus utérin. Il améliore la mémoire en augmentant le flux sanguin vers le cerveau. Il ouvre les sinus pour soigner les obstructions nasales qui peuvent causer des maux de tête. Le Yang effondré se produit lorsque le corps est si faible que la personne s'évanouit ou perd conscience.

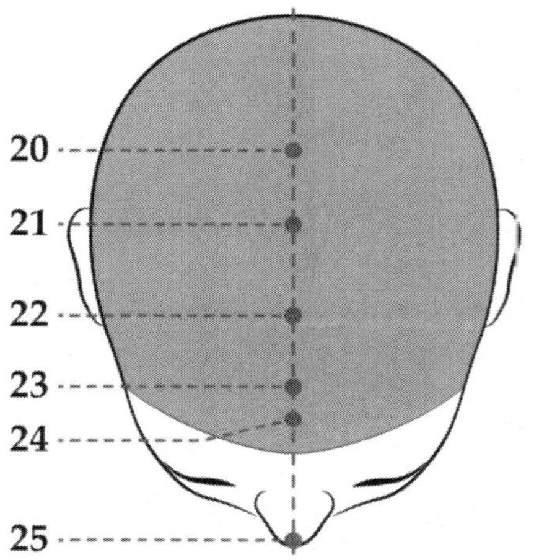

Du

Du 21
Situé à 1,5 cun devant le Du 20.

Fonctions et Utilisation Courante
Peut être utilisé pour traiter une vision trouble et un écoulement nasal.

Du 22
Situé à 3 cun devant Du 20.

Fonctions et Utilisation Courante
Effet bénéfique sur la congestion et la décharge des sinus.

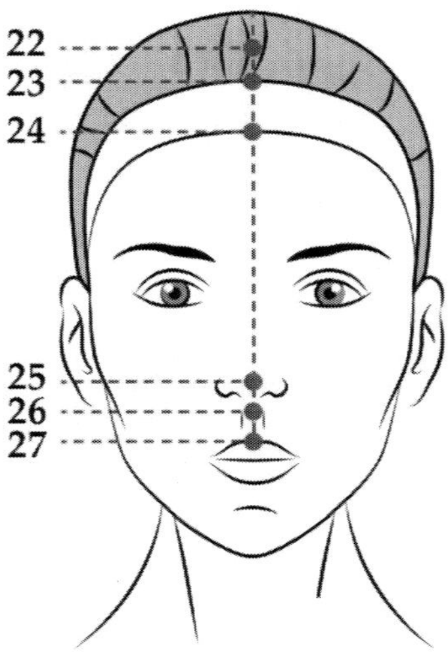

Du

Du 23
Situé à 1 cun au-dessus de la ligne capillaire frontale.

Fonctions et Utilisation Courante
Dégage le nez pour soulager le blocage et l'inflammation des sinus, les polypes nasaux et l'incapacité à distinguer les mauvaises odeurs. Il traite également la douleur oculaire et la myopie.

Du 24
Situé à un demi cun au-dessus de la ligne antérieure des cheveux.

Fonctions et Utilisation Courante
Calme l'esprit et traite les écoulements nasaux liés à une sinusite. Selon Giovanni Maciocia, il stimule également la mémoire.

Du 25
Sur la pointe du nez

Fonctions et Utilisation Courante
Effet bénéfique sur le nez, et rétablit la conscience.

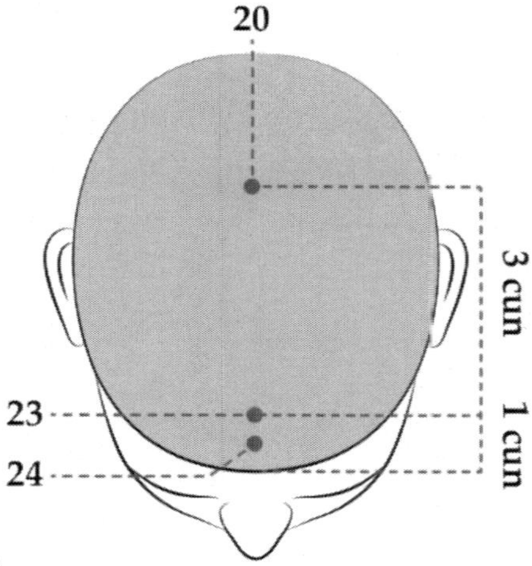

Du

Du 26
Au-dessus de la lèvre supérieure, sur la ligne médiane. Divisez par trois, la distance entre le haut de la lèvre supérieure et le bord du nez. Ce point est situé au tiers supérieur.

Fonctions et Utilisation Courante

- Douleur aiguë au bas du dos
- Calme l'esprit
- Dégage le nez, traite l'incapacité à distinguer les odeurs
- Coma
- Mâchoire bloquée
- Spasme musculaire
- Saignements de nez
- Régule la colonne vertébrale
- Point de réanimation, ravive la conscience

Du 26 peut être utilisé pour traiter une personne après un accident vasculaire cérébral ou des convulsions. Renforce le bas du dos pour soulager les maux de dos. Il peut être utilisé pour ouvrir les sinus et soulager le blocage et les écoulements nasaux. Ce point est le point le plus important pour restaurer la conscience après un évanouissement ou un accident vasculaire cérébral. Il peut aider à empêcher les évanouissements. Si vous utilisez l'acupression, appuyez fortement vers le haut. Le mieux est d'utiliser votre ongle ou le bout de votre pouce.

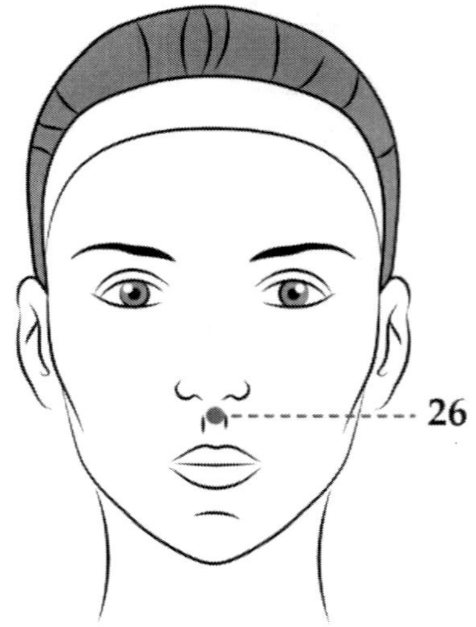

Du

Du 27

Situé au bord supérieur de la lèvre supérieure. Comme Du 27 et Du 28 ne sont pas souvent utilisés, je n'en ai pas inclus d'image plus petite. Vous pouvez voir l'emplacement sur l'image principale du méridien.

Fonctions et Utilisation Courante

Ce point est rarement utilisé. Il est répertorié comme soin des lèvres raides et des saignements de nez.

Du 28

Du 28 est situé à l'intérieur de la bouche, au-dessus des dents supérieures, à la frontière où les gencives supérieures rencontrent la peau de la lèvre supérieure.

Fonctions et Utilisation Courante

Ce point est rarement utilisé. Il peut être agir sur les troubles des gencives.

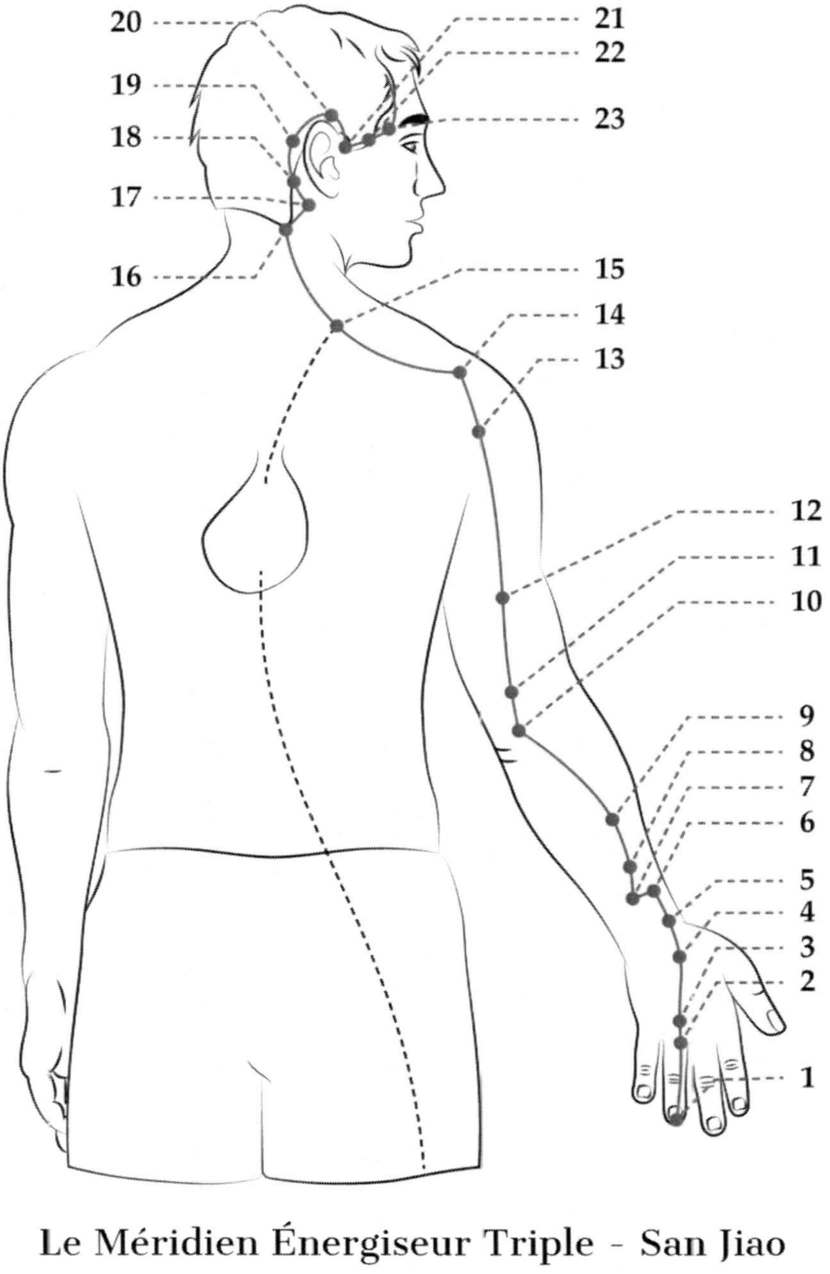

Le Méridien Énergiseur Triple - San Jiao

Le méridien Énergiseur Triple est également appelé méridien San Jiao. Le concept d'un Énergiseur Triple est l'ancienne façon de voir la production d'énergie dans le corps. Il y a trois énergiseurs, les énergiseurs supérieur, moyen et inférieur.

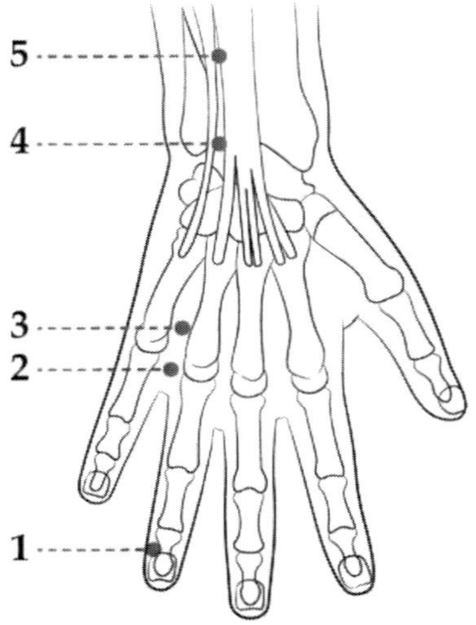

Énergiseur Triple

Énergiseur Triple 1
Situé sur le dessus de l'annulaire, au coin de l'ongle, à 0,1 cun du coin.

Fonctions et Utilisation Courante
A un effet bénéfique sur les oreilles et la langue, traite la douleur sur le méridien Énergiseur Triple. Peut être utilisé pour les acouphènes, la surdité, le mal d'oreille et la douleur à la racine de la langue.

Énergiseur Triple 2
Entre l'annulaire et le petit doigt, à un demi cun de la marge de la main.

Fonctions et Utilisation Courante
A un effet bénéfique sur les oreilles, soigne la douleur sur le méridien Énergiseur Triple. Traite les yeux secs, la surdité, les maux d'oreille, de tête et de gorge

Énergiseur Triple 3
Sur le dessus de la main, dans la dépression entre les quatrièmes et cinquièmes os des mains.

Fonctions et Utilisation Courante
Traite les oreilles, la tête et les yeux. Soigne la douleur sur le méridien Énergiseur Triple. Peut être utilisé pour les acouphènes (bourdonnements d'oreille), les blocages d'oreille et les douleurs auriculaires. Il est considéré comme l'un des points distaux les plus importants pour soigner les troubles de l'oreille, quelle qu'en soit la cause.

Énergiseur Triple 4
Au niveau de l'articulation du poignet, dans la dépression située latéralement au tendon extenseur des doigts communis.

Fonctions et Utilisation Courante
Détend les tendons. Traite les douleurs aux bras, aux épaules et aux poignets.

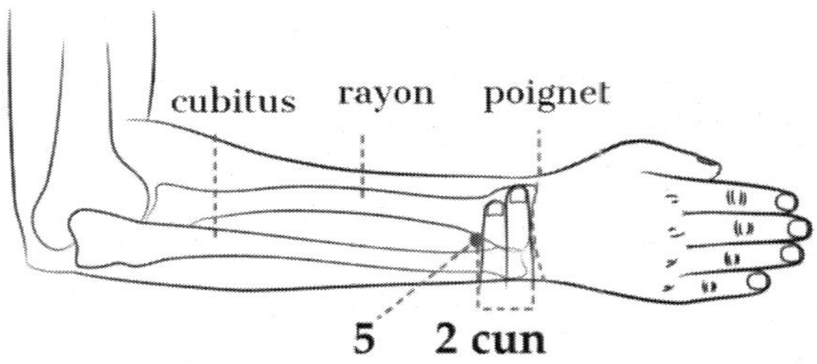

Énergiseur Triple

Énergiseur Triple 5
Situé à 2 cun au-dessus de SJ 4, entre le radius et le cubitus.

Fonctions et Utilisation Courante

- Allergies
- Avantages pour la tête et les oreilles
- Rhume et grippe
- Douleur aux oreilles
- Maux de tête
- Déficience auditive

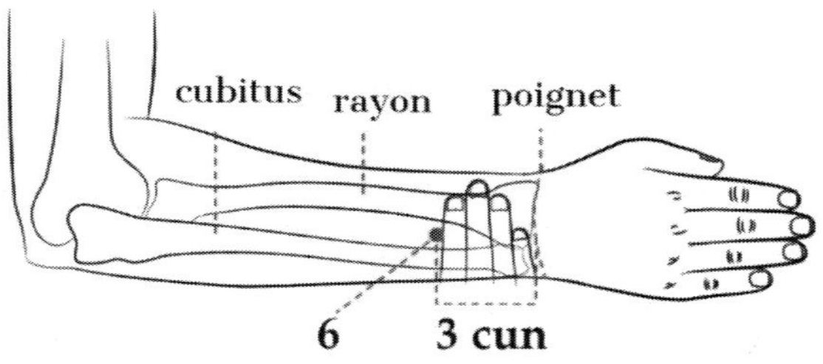

Énergiseur Triple

Énergiseur Triple 6
Situé à 3 cun du pli du poignet, dans la dépression entre le radius et le cubitus.

Fonctions et Utilisation Courante

- Apport bénéfique pour la voix
- Constipation
- Ouvre les intestins
- Perte soudaine de la voix
- Mal de gorge
- Acouphène

Énergiseur Triple 6 résout la stagnation et ouvre les intestins. Énergiseur Triple 6 est utilisé pour la constipation sévère, en combinaison avec d'autres points comme Gros Intestin 11 et Estomac 36. Les points choisis dépendent de la cause sous-jacente du problème.

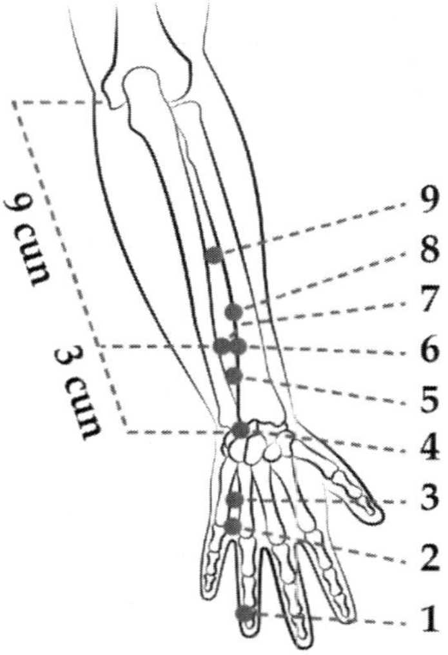

Énergiseur Triple

Énergiseur Triple 7
Situé à 3 cun du pli du poignet, du côté ulnaire au niveau d'Énergiseur Triple 4.

Fonctions et Utilisation Courante
Apport bénéfique pour les oreilles. Traite la surdité, les acouphènes et les douleurs au bras.

Énergiseur Triple 8
Situé à 4 cun du pli du poignet.

Fonctions et Utilisation Courante
Dégage les méridiens et les orifices sensoriels pour traiter la surdité soudaine, la perte de voix. Soigne les douleurs aux mains et aux bras.

Énergiseur Triple 9
Situé à 7 cun du pli du poignet, dans la dépression entre le radius et le cubitus.

Fonctions et Utilisation Courante
Apport bénéfique pour la gorge et aux oreilles. Utilisé pour la perte soudaine de la voix ou de l'ouïe, les acouphènes et les maux de dents.

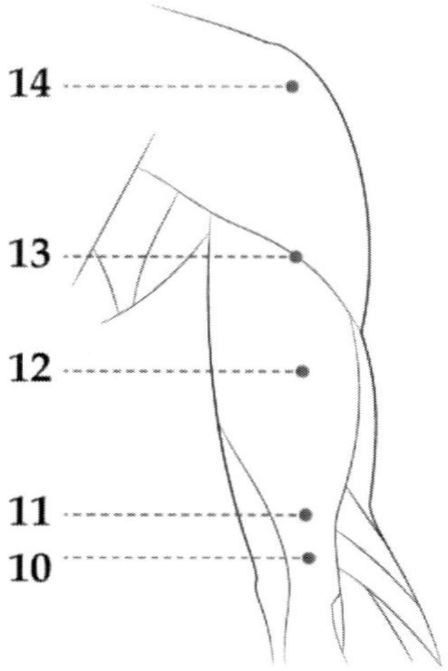

Énergiseur Triple

Énergiseur Triple 10
Situé à 1 cun du coude.

Fonctions et Utilisation Courante
Active le méridien et soulage la douleur. Traite l'atrophie et l'engourdissement du bras.

Énergiseur Triple 11
Situé à 1 cun d'Énergiseur Triple 10.

Fonctions et Utilisation Courante
Traite la douleur du coude et du bras.

Énergiseur Triple 12

Situé à mi-chemin entre Énergiseur Triple 10 et 14.

Fonctions et Utilisation Courante

Traite l'incapacité à tourner la tête, les épaules et les bras.

Énergiseur Triple 13

Sur le bord postérieur du muscle deltoïde, situé aux deux tiers de la distance entre Énergiseur Triple 10 et 14.

Fonctions et Utilisation Courante

Traite la douleur de l'épaule et du bras.

Énergiseur Triple 14

Situé sur l'épaule, à 1 cun sous GI 15.

Fonctions et Utilisation Courante

Traite les douleurs aux épaules et aux bras.

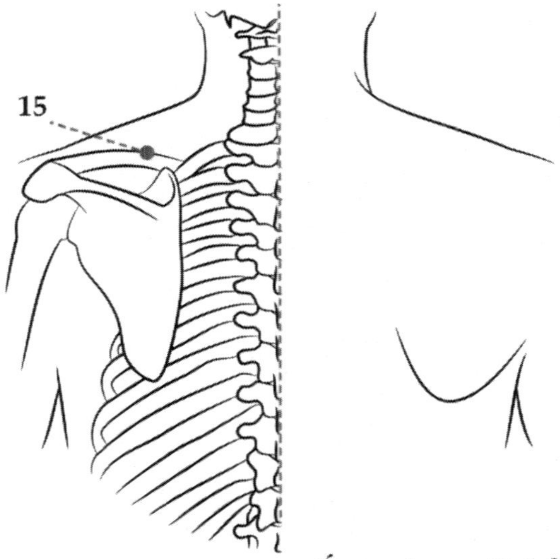

Énergiseur Triple

Énergiseur Triple 15
Dans la fosse supra-scapulaire, dans la dépression à mi-chemin entre VB 21 et IG 13.

Fonctions et Utilisation Courante
Traite les douleurs à l'épaule et au coude.

Énergiseur Triple 16
Sur le bord postérieur du muscle sternocléidomastoïdien.

Fonctions et Utilisation Courante
Effet bénéfique sur la tête et le cou. Pour une surdité soudaine, des maux de tête et une vision trouble. (Ce point est situé sur le cou et n'est pas souvent utilisé).

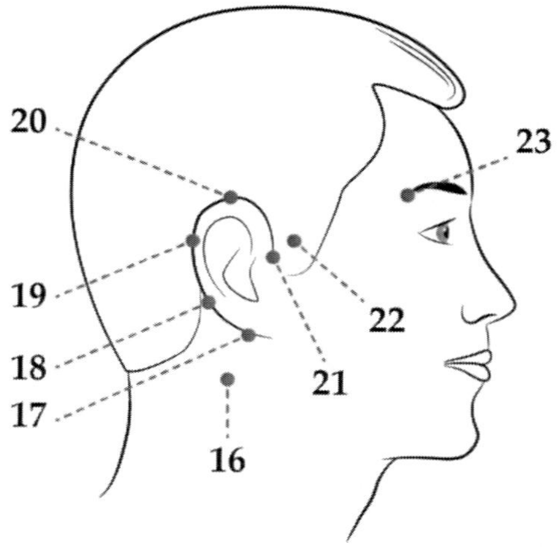

Énergiseur Triple

Énergiseur Triple 17
Situé derrière le lobe de l'oreille, entre le processus mandibule et mastoïde.

Fonctions et Utilisation Courante
Effet bénéfique sur les oreilles, élimine la chaleur et soulage la douleur au méridien. Traite la surdité, les démangeaisons à l'intérieur de l'oreille, les

rougeurs, la douleur et le gonflement de l'oreille, les maux d'oreille et les acouphènes. Soigne la mâchoire serrée et l'obscurité de la vision.

Énergiseur Triple 18

Situé au centre du processus mastoïdien, à la jonction du milieu et du tiers inférieur de la courbe formée par Énergiseur Triple 17 et 20.

Fonctions et Utilisation Courante

Profite aux oreilles. Utilisé pour les acouphènes, la surdité et les douleurs auriculaires.

Énergiseur Triple 19

Situé derrière l'oreille, à la jonction du milieu et du tiers supérieur de la courbe formée par Énergiseur Triple 17 et 20.

Fonctions et Utilisation Courante

Traite les oreilles. Utilisé pour la surdité, les acouphènes et les douleurs auriculaires.

Énergiseur Triple 20

Situé directement au-dessus de l'apex de l'oreille, qui se trouve en repliant l'oreille vers l'avant.

Fonctions et Utilisation Courante

Effet bénéfique sur les oreilles et les dents. Traite les acouphènes, la surdité, les maux de dents.

Énergiseur Triple 21

Dans la dépression devant l'échancrure supra-tragique et légèrement supérieure au processus condyloïde de la mandibule. Je sais que cela semble déroutant, mais Énergiseur Triple 21 est à la racine de l'oreille, comme le montre l'image.

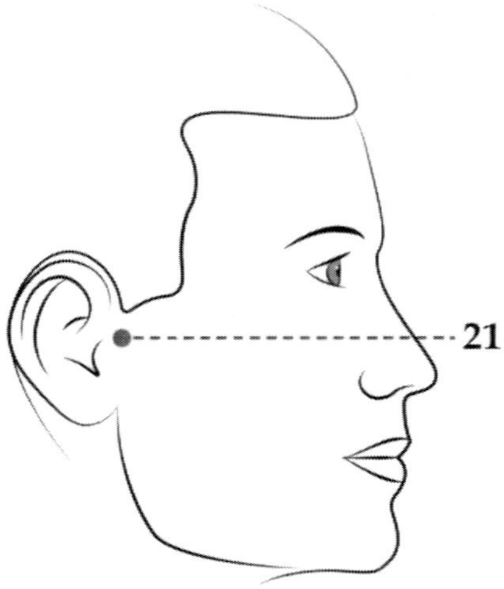

Énergiseur Triple

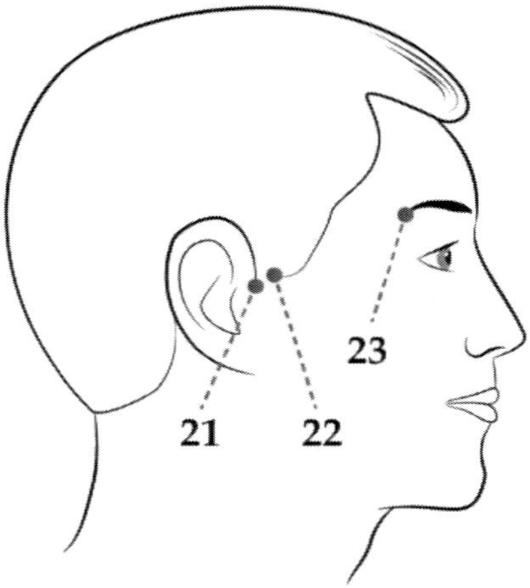

Énergiseur Triple

Énergiseur Triple 22
Situé à un demi cun devant le bord supérieur de la base de l'oreille.

Fonctions et Utilisation Courante
Traite les douleurs auriculaires et les acouphènes.

Énergiseur Triple 23

Dans la dépression à l'extrémité latérale du sourcil.

Fonctions et Utilisation Courante

Effet bénéfique sur les yeux. Traite la vision trouble, la rougeur oculaire, la douleur oculaire et la paralysie faciale.

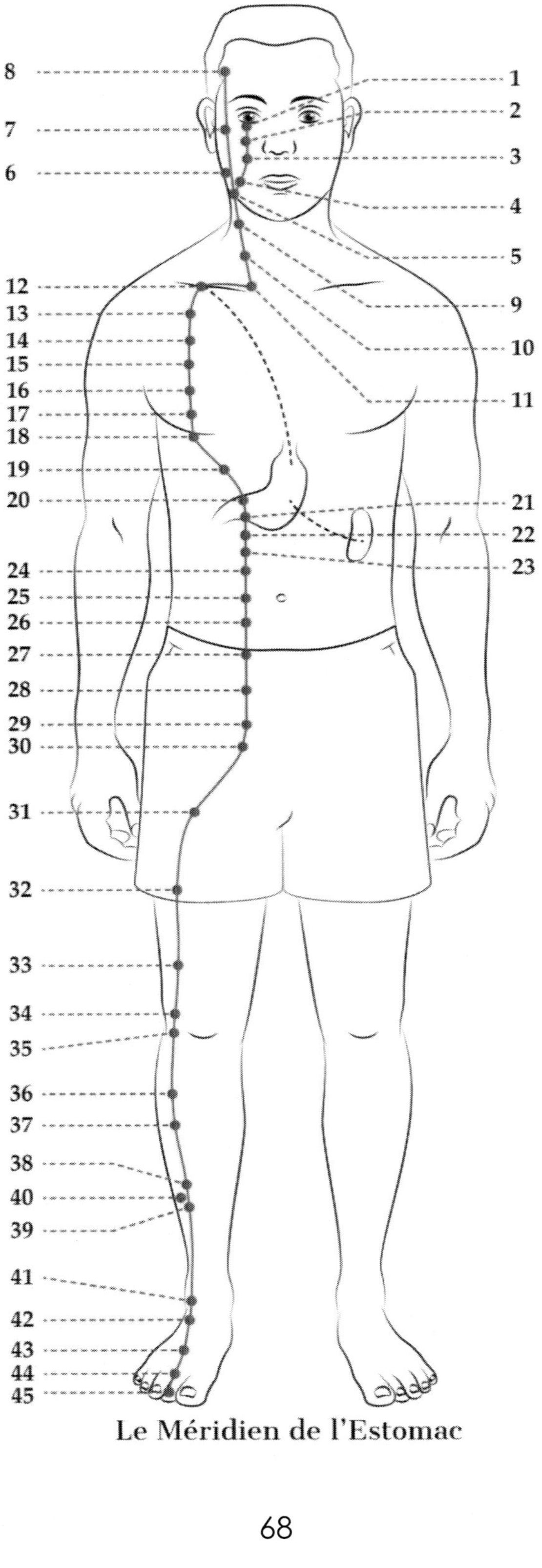

Le Méridien de l'Estomac

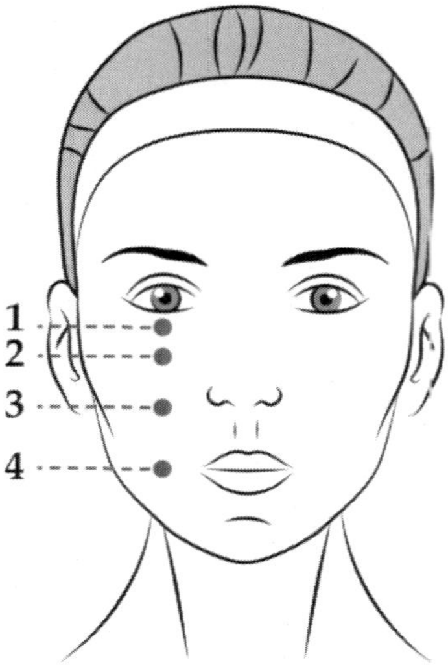

Estomac

Estomac 1
Situé directement sous la pupille, à l'intérieur de la crête orbitale, qui est l'os de l'orbite.

Fonctions et Utilisation Courante
Estomac 1 régule la circulation dans les yeux et peut être utilisé pour traiter tous les troubles oculaires, y compris la conjonctivite, les douleurs oculaires et la production excessive de larmes.

Estomac 2
Situé directement sous la pupille, sur le bord inférieur de l'orbite du globe oculaire.

Fonctions et Utilisation Courante
Ce point peut être utilisé à la place d'Estomac 1 pour les maladies oculaires. Estomac 2 soigne les démangeaisons oculaires, la production excessive de larmes, la névralgie du trijumeau, la conjonctivite, la myopie, le spasme des paupières, la rougeur et la douleur oculaires, et le daltonisme. Il est répertorié comme actif antiparasitaire, pour traiter les vers ronds dans la

voie biliaire. Il peut ouvrir les sinus pour soulager les maux de tête des sinus et l'inflammation des sinus.

Estomac 3
Situé directement sous la pupille, au niveau du bord inférieur des narines.

Fonctions et Utilisation Courante
Traite la paralysie faciale, la névralgie du trijumeau, les contractions des paupières, les maux de dents, le gonflement des lèvres et des joues, et la production excessive de larmes.

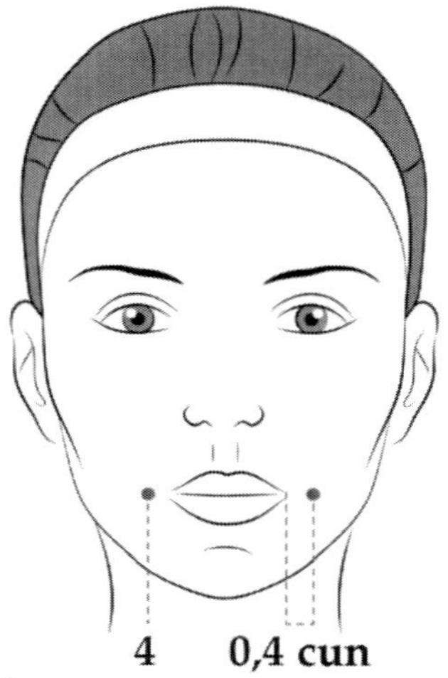

Estomac

Estomac 4
Situé à 0,4 cun latéralement au coin de la bouche.

Fonctions et Utilisation Courante
Traite la paralysie faciale, la névralgie du trijumeau, la production excessive de salive, la déviation de la bouche, les maux de dents, les contractions des paupières et l'incapacité de fermer l'œil. Ce point rétablit fortement la circulation dans le méridien de l'Estomac pour traiter les troubles du visage. Lors du traitement de troubles nerveux tels que la

paralysie faciale, le côté sain et non affecté du visage peut également être soigné.

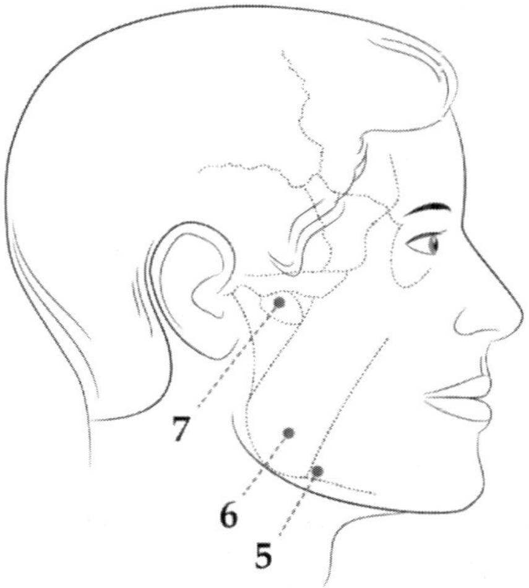

Estomac

Estomac 5
Situé devant l'angle de la mâchoire, devant le muscle masséter, dans la dépression formée lorsque la joue est bombée.

Fonctions et Utilisation Courante
Traite la paralysie faciale, la douleur faciale, la mâchoire serrée, le gonflement du visage, la déviation de la bouche et les maux de dents.

Estomac 6
Situé à 1 doigt de largeur antérieur et supérieur à l'angle inférieur de la mandibule, à la proéminence du muscle masséter. Traduction : situé devant et au-dessous de l'angle de la mâchoire, localisez le point avec la mâchoire serrée, ce qui provoque un léger renflement dans le muscle.

Fonctions et Utilisation Courante
Traite la paralysie faciale, la mâchoire serrée, les maux de dents dans la mâchoire inférieure, les maux de gorge, la tension de la mâchoire ou l'ATM. Il élimine les blocages dans le méridien qui peuvent être causés par

un accident vasculaire cérébral ou par un serrement régulier de la mâchoire. Soigne la difficulté à ouvrir la bouche.

Estomac 7
Situé au bord inférieur de l'arcade zygomatique, ou pommette, dans la dépression devant le processus condyloïde de la mâchoire.

Fonctions et Utilisation Courante

- Surdité
- Difficulté à ouvrir la bouche, comme avec une mâchoire serrée
- Douleur au visage
- Paralysie faciale
- Dislocation de la mâchoire
- Acouphènes - bourdonnements d'oreille
- ATM
- Maux de dents
- Névralgie du trijumeau

Estomac 7 est situé devant l'oreille et est très efficace pour soigner les troubles de la mâchoire. Le traitement de ce point détendra les muscles autour de la mâchoire et lui permettra de fonctionner normalement. Le grincement régulier des dents ou le resserrement de la mâchoire dû au stress peuvent causer des problèmes articulaires lorsque les muscles tendus affectent la mobilité et l'alignement de l'articulation.

Estomac 8
Situé à un demi cun de la ligne des cheveux avant, au coin du front.

Fonctions et Utilisation Courante
Traite la vision trouble, les contractions des paupières et la douleur oculaire éclatante. Il améliore la circulation dans les yeux et peut soigner la production excessive de larmes.

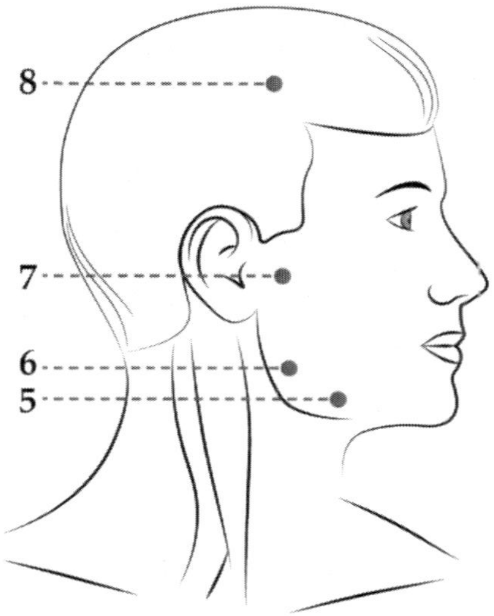

Estomac

Remarque : les points sur le méridien de l'Estomac qui sont sur le cou et la poitrine sont rarement utilisés. Je voulais les inclure pour référence.

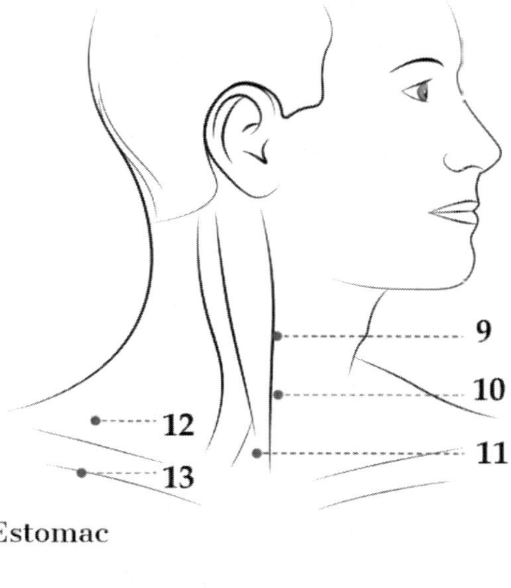

Estomac

Estomac 9
Situé sur le cou, à 1,5 cun latéralement au larynx.

Fonctions et Utilisation Courante
Humidifie la gorge et peut être utilisé pour traiter les difficultés à avaler.

Estomac 10
Sur le bord antérieur du muscle sternocléidomastoïdien, à mi-chemin entre Estomac 9 et Estomac 11.

Fonctions et Utilisation Courante
Traite les maux de gorge.

Estomac 11
Sur l'extrémité médiale de la clavicule, directement sous Estomac 9.

Fonctions et Utilisation Courante
Traite les maux de gorge.

Estomac 12
Situé au milieu de la fosse supraclaviculaire.

Fonctions et Utilisation Courante
Traite les maux de gorge, la toux et la douleur dans la fosse supraclaviculaire, qui est la zone située au-dessus de la clavicule.

Estomac 13
Directement sous Estomac 12, sur le bord inférieur de l'os de la clavicule.

Fonctions et Utilisation Courante
Traite la congestion de la poitrine, la toux et l'asthme.

Estomac 14
Situé dans le premier espace intercostal, ou entre les os des côtes, à 4 cun latéralement à la ligne médiane.

Fonctions et Utilisation Courante
Traite la distension thoracique.

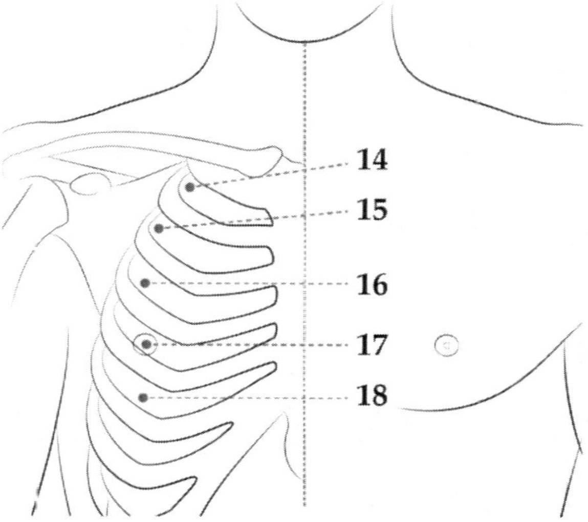

Estomac

Estomac 15
Situé dans le deuxième espace intercostal, à 4 cun latéralement à la ligne médiane.

Fonctions et Utilisation Courante
Traite les douleurs mammaires et la mammite. Soigne les troubles pulmonaires tels que la toux, la respiration sifflante et l'essoufflement.

Estomac 16
Dans le troisième espace intercostal, à 4 cun latéralement à la ligne médiane.

Fonctions et Utilisation Courante
Traite les douleurs thoraciques, l'essoufflement, l'asthme et les troubles mammaires tels que les abcès mammaires ou la mammite.

Estomac 17
Situé au niveau du mamelon, dans le quatrième espace intercostal, à 4 cun latéralement à la ligne médiane.

Fonctions et Utilisation Courante
Ce point sert de repère anatomique et est rarement utilisé.

Estomac 18
Situé dans le cinquième espace intercostal, directement sous le mamelon.

Fonctions et Utilisation Courante
Traite une lactation insuffisante, une mammite et des douleurs mammaires. Il régule la circulation dans les seins. Il améliore la circulation dans la poitrine pour soigner la toux, la congestion thoracique, la bronchite et l'asthme.

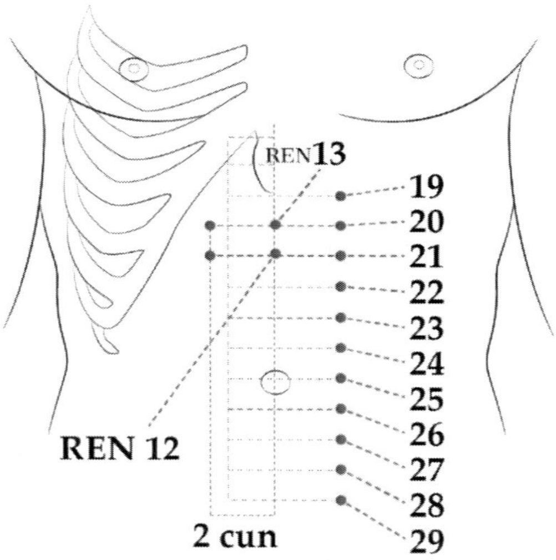

Estomac

Estomac 19
Situé à 6 cun au-dessus du nombril, à 2 cun latéralement à la ligne médiane.

Fonctions et Utilisation Courante
Traite les troubles de l'estomac tels que la distension abdominale, les vomissements et les douleurs à l'estomac.

Estomac 20
Situé à 5 cun au-dessus du nombril, à 2 cun latéralement à la ligne médiane.

Fonctions et Utilisation Courante
Traite les douleurs à l'estomac, les vomissements et la distension abdominale.

Estomac 21
Situé à 4 cun au-dessus du nombril, à 2 cun latéralement à la ligne médiane. Situé au niveau du Ren 12.

Fonctions et Utilisation Courante
Traite les douleurs à l'estomac, la distension abdominale et les vomissements. Régule la digestion.
Estomac 22
Situé à 3 cun au-dessus du nombril, à 2 cun latéralement à la ligne médiane.

Fonctions et Utilisation Courante
Traite la distension abdominale, la diarrhée et l'œdème.

Estomac 23
Situé à 2 cun au-dessus du nombril, à 2 cun latéralement à la ligne médiane.

Fonctions et Utilisation Courante
Traite les maux d'estomac, les douleurs abdominales et la diarrhée.

Estomac 24
Situé à 1 cun au-dessus du nombril, à 2 cun latéralement à la ligne médiane.

Fonctions et Utilisation Courante
Traite les douleurs à l'estomac et les vomissements. Il calme l'esprit pour soulager les troubles maniaco-dépressifs. Une source indique qu'il soigne

la psychose maniaque. N'oubliez pas que la médecine chinoise traite les troubles émotionnels via son propre système de diagnostic des modèles d'organes.

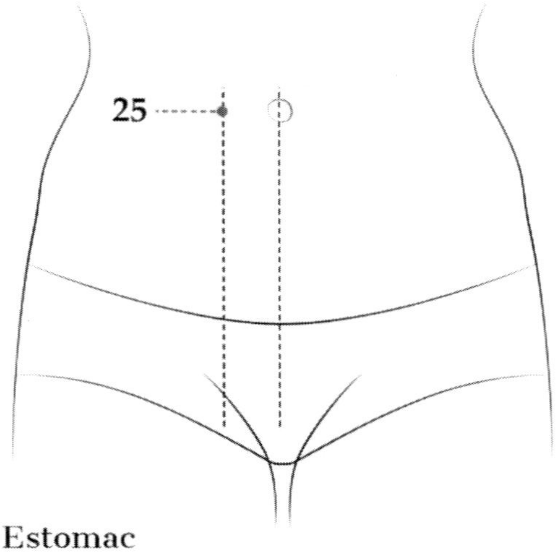

Estomac

Estomac 25
Situé à 2 cun latéralement au nombril.

Fonctions et Utilisation Courante

- Douleurs abdominales
- Appendicite
- Colite
- Constipation
- Diarrhée
- Œdème
- Abcès intestinal
- Occlusion intestinale
- Hydrate et régule les intestins pour traiter la constipation
- Douleur au nombril
- Pancréatite
- Régule la digestion
- Régule la menstruation

- Régule les intestins
- Vomissements

Ce point ne doit pas être utilisé pendant la grossesse.

C'est un point majeur pour traiter les troubles digestifs. Il est associé à d'autres points pour réguler les intestins et pour soigner à la fois la constipation et la diarrhée. Il améliore la circulation dans les intestins, ce qui régule la fonction intestinale. Il peut être utilisé après une chirurgie abdominale pour restaurer une fonction normale.

Estomac 26
Situé à 1 cun sous le nombril, à 2 cun latéralement à la ligne médiane.

Fonctions et Utilisation Courante
Traite les douleurs abdominales, les hernies et les douleurs menstruelles.

Estomac 27
Situé à 2 cun sous le nombril, 2 cun latéralement à la ligne médiane.

Fonctions et Utilisation Courante
Traite la distension abdominale et la hernie. Il renforce les reins pour améliorer la miction et traiter les mictions douloureuses. Traite l'éjaculation précoce et la difficulté à uriner.

Estomac 28
Situé à 3 cun sous le nombril, à 2 cun latéralement à la ligne médiane.

Fonctions et Utilisation Courante
Traite la rétention d'urine et de selles, la miction douloureuse, la néphrite, la distension abdominale, la lombalgie, la douleur génitale, la constipation et les cycles menstruels douloureux. Selon une source, il expulse les calculs rénaux.

Estomac 29
Situé à 4 cun sous le nombril, à 2 cun latéralement à la ligne médiane.

Fonctions et Utilisation Courante

Traite le prolapsus utérin, les douleurs vaginales, l'infertilité et régule les menstruations. Soigne la hernie, la leucorrhée et l'aménorrhée, qui est l'absence anormale de règles.

Estomac 30

Situé à 5 cun sous le nombril, à 2 cun latéralement à la ligne médiane. Estomac 30 se trouvant dans la région de l'aine, il est rarement utilisé.

Fonctions et Utilisation Courante

Régule les menstruations, traite l'infertilité et les cycles menstruels douloureux. Une source déclare qu'il restaure l'utérus à sa forme normale après l'accouchement. Il soigne les douleurs génitales et abdominales.

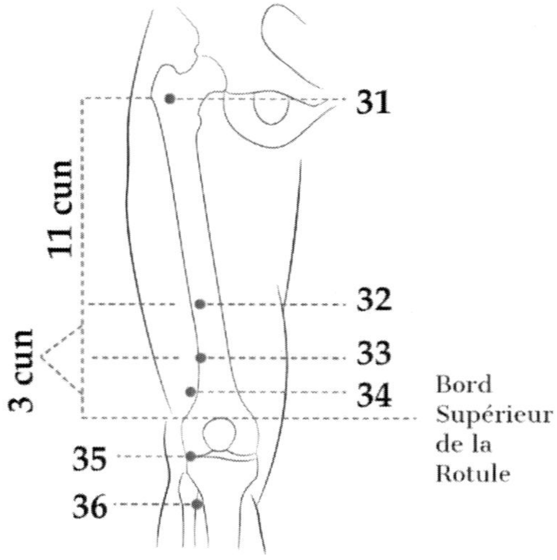

Estomac

Estomac 31

Situé sous l'épine iliaque antérieure, supérieure, au niveau du bord inférieur de la symphyse pubienne.

Fonctions et Utilisation Courante

Traite la douleur et l'atrophie ou la paralysie des jambes et de la hanche, l'engourdissement et la douleur dans la jambe. Il peut être associé à

Estomac 36 et Estomac 41 pour soulager la douleur et restaurer la fonction normale des jambes et des hanches.

Estomac 32
Situé à 6 cun de la rotule, sur la ligne reliant l'épine iliaque antérieure, supérieure et le bord latéral de la rotule.

Fonctions et Utilisation Courante
Traite la douleur au genou et la paralysie de ses muscles, la douleur au bas du dos et l'urticaire.

Estomac 33
Situé à 3 cun du bord supérieur de la rotule, sur la ligne entre le bord latéral de la rotule et l'épine iliaque antérieure, supérieure.

Fonctions et Utilisation Courante
Soulage les douleurs lombaires, les jambes et les genoux faibles, les douleurs aux cuisses. Traite la douleur et la raideur de la jambe et du genou.

Estomac 34
Situé à 2 cun du bord supérieur de la rotule.

Fonctions et Utilisation Courante
Traite les douleurs et gonflements au genou et les douleurs aux jambes. Soigne le reflux acide et les douleurs à l'estomac.

C'est un point majeur pour traiter les douleurs au genou. Il est souvent associé à Estomac 35 et 36, ainsi que Rate 9 et 10 et He Ding, qui se trouve au sommet du genou. La combinaison de ces points améliore fortement la circulation sanguine dans le genou pour soulager la douleur et guérir le genou après une blessure, ou pour traiter l'arthrose du genou et éviter une intervention chirurgicale. L'articulation du genou est large et facilement affectée par une absence de circulation sanguine saine.

Un de mes patients s'est cassé la rotule en deux. Il a dû subir une intervention chirurgicale pour la remettre en place, mais après l'opération, comme vous pouvez l'imaginer, son genou était très douloureux. J'ai traité les points de genou habituels, mais il souffrait toujours. J'ai réalisé que du tissu cicatriciel s'était accumulé autour de sa rotule, car elle était immobile depuis plus d'un mois.

Le tissu conjonctif au-dessus de la rotule était soit rétréci, soit du tissu cicatriciel s'était accumulé, ou les deux. J'ai donc posé environ 30 aiguilles sur le dessus de sa rotule, j'ai à peine inséré les aiguilles dans sa peau, pour pénétrer la peau et les tissus articulaires. Ce n'est pas quelque chose que vous apprenez à l'école, vous devez en fait vous adapter lorsque les patients ne répondent pas comme prévu. Après avoir ainsi soigné son genou, sa douleur avait presque disparu.

Ce cas démontre pourquoi il est important de se rappeler que votre acupuncteur choisira les points dont vous avez besoin en fonction de sa formation, et de la manière dont vous répondez à chaque traitement. Chaque fois que vous faites de l'acupuncture, des points complètement différents peuvent être traités. Tous les types d'acupuncture sont efficaces, et proposent de nombreuses façons de traiter les maladies.

Estomac 35

Localisé en fléchissant le genou, ce point est au bord inférieur de la rotule, dans la dépression latérale au ligament rotulien. La patella est la rotule, le ligament rotulien est le tissu conjonctif de la rotule.

Fonctions et Utilisation Courante

Traite la douleur et l'enflure du genou, ainsi que l'engourdissement et l'atrophie de la jambe inférieure.

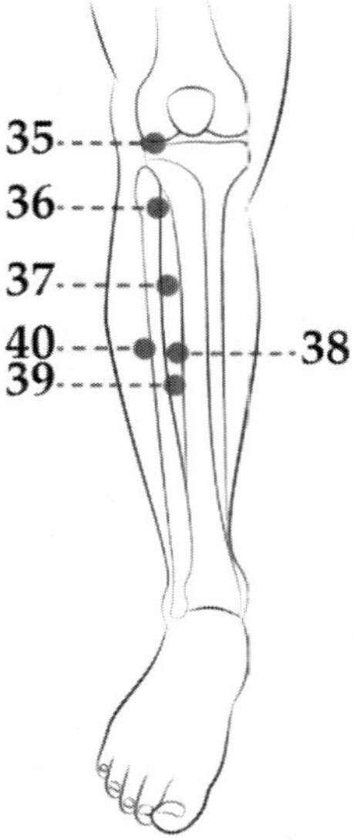

Estomac

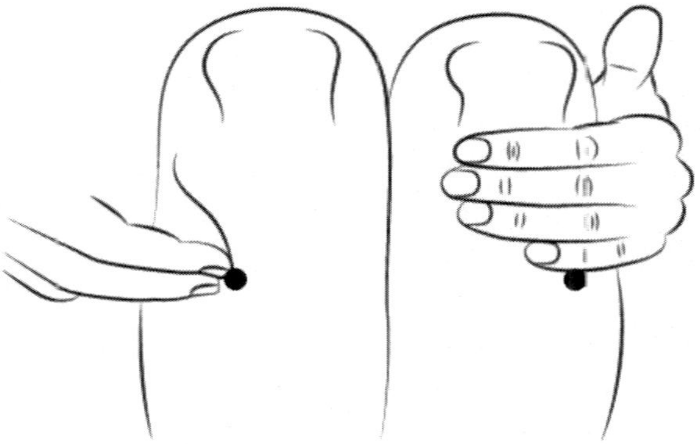

Estomac 36

Estomac 36
Situé à 3 cun sous Estomac 35 et à une largeur de doigt de la crête antérieure de l'os du tibia.

Estomac 36 peut être localisé de plusieurs manières. Vous pouvez placer votre main sur votre genou pour mesurer le point. L'index est placé au niveau des yeux du genou, qui sont les petites dépressions des deux côtés de votre rotule. Le point est juste en dessous de votre petit doigt. Vous pouvez également vérifier l'emplacement en utilisant le tibia ou l'os du mollet.

Fonctions et Utilisation Courante
Estomac 36 est peut-être le point le plus couramment utilisé en acupuncture. Il a tant de fonctions que je vais les séparer des indications pour le rendre plus facile à comprendre. L'acupression est très efficace sur ce point.

Régule et renforce la Rate et l'Estomac

- Ballonnement abdominal
- Douleurs abdominales
- Éructation
- Constipation
- Spasmes du diaphragme
- Diarrhée
- Déglutition difficile
- Œdème, rétention d'eau
- Fatigue
- Gastrite
- Hoquet
- Indigestion
- Mammite
- Nausées
- Pancréatite
- Manque d'appétit
- Prolapsus d'organes
- Douleur abdominale

- Vomissements

Régule et renforce les Poumons

- Asthme
- Difficulté respiratoire
- Toux
- Fatigue
- Tonique du système immunitaire, peut être utilisé pour les allergies, le rhume et la grippe et la faiblesse générale du système immunitaire
- Essoufflement

Régule et humidifie les intestins

- Douleurs abdominales
- Appendicite
- Constipation
- Diarrhée
- Entérite, inflammation des intestins
- Abcès intestinal

Régule et fortifie le système immunitaire

- Allergies
- Rhume et grippe
- Urticaire

Autres

- Anémie, aide à fabrication du sang
- Effet bénéfique sur la lactation
- Vision floue
- Abcès du sein
- Déglutition difficile
- Étourdissements
- Hémiplégie
- Hypertension artérielle, associer à d'autres points pour traiter la cause sous-jacente
- Douleur au genou, associé à d'autres points

- Faiblesse du genou
- Douleur de la jambe
- Paralysie de la jambe
- Faiblesse des jambes
- Leucorrhée
- Mammite

Ce point est l'un des meilleurs points du corps pour augmenter les niveaux d'énergie. Il améliore la digestion et soulage la fatigue. Il s'appelle « Trois Miles de la Jambe », parce que le dicton dit que même lorsque vous êtes épuisé, vous pouvez traiter ce point et marcher trois miles de plus.

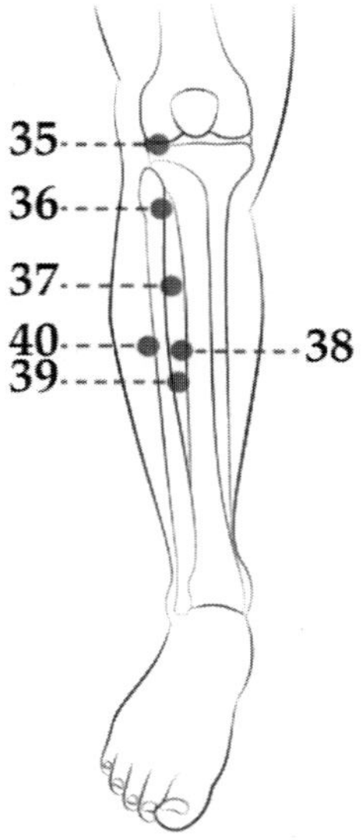

Estomac

Estomac 37
Situé à 3 cun sous Estomac 36, une largeur de doigt latéralement à la crête de l'os du tibia, également appelé os du tibia.

Fonctions et Utilisation Courante

- Douleurs et distension abdominales
- Appendicite
- Diarrhée
- Entérite, inflammation des intestins

- Gastrite
- Indigestion
- Abcès intestinal
- Occlusion intestinale
- Douleur et engourdissement dans les jambes
- Faiblesse et atrophie des jambes
- Régule les intestins et l'estomac
- Traite la stagnation dans les intestins

Estomac 38
Situé à mi-chemin entre l'œil du genou et la pointe de la malléole latérale, qui est l'os de la cheville à l'extérieur de la jambe. Situé à 2 cun sous Estomac 37.

Fonctions et Utilisation Courante

- Douleur ou raideur à l'épaule
- Douleur ou atrophie au bas de la jambe
- Chaleur dans la plante des pieds
- Pied tombant, difficulté à soulever la partie avant du pied

Estomac 38 traite les douleurs à l'épaule. Dans certains cas, le soulagement de la douleur est immédiat. Des points supplémentaires peuvent être ajoutés pour soigner l'épaule. Des points sur l'épaule peuvent être utilisés pour restaurer la circulation et aider à décomposer les tissus cicatriciels qui gênent souvent les mouvements.

Estomac 39
Situé à 3 cun sous Estomac 37, à une largeur de doigt de la crête de l'os du tibia.

Fonctions et Utilisation Courante

- Régule les intestins
- Douleur au bas du dos faisant référence aux organes génitaux
- Douleur abdominale basse
- Abcès du sein
- Douleur ou paralysie au bas de la jambe

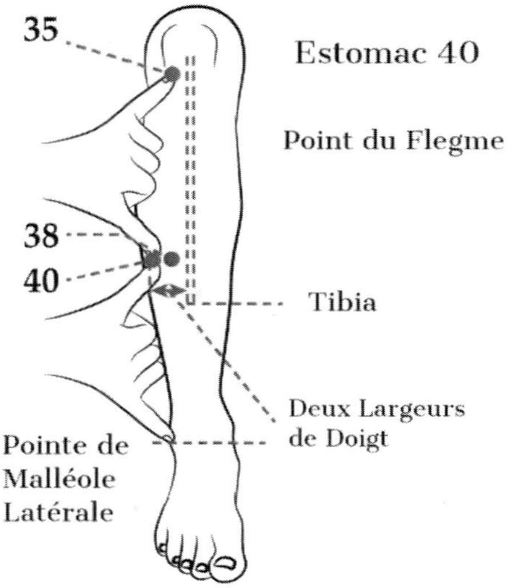

Estomac 40
Situé à mi-chemin entre l'œil du genou et la malléole latérale, ou os externe de la cheville. Pour le localiser, placez votre petit doigt sur la pointe de l'os externe de la cheville et l'autre petit doigt dans l'œil du genou, qui est la petite indentation de votre rotule. Le point à mi-chemin est situé là où vos pouces se rencontrent au milieu. Le point se trouve à ce niveau, à 2 largeurs de doigt de votre tibia.

Fonctions et Utilisation Courante

- Asthme
- Bronchite
- Calme l'esprit
- Problèmes thoraciques ou pulmonaires
- Douleur thoracique due à des problèmes pulmonaires
- Symptômes du rhume et de la grippe avec production excessive de mucus
- Toux causée par un excès de mucus
- Constipation
- Toux
- Étourdissements
- Douleur ou paralysie au bas de la jambe
- Pneumonie

- Régule les intestins
- Régule l'estomac
- Essoufflement dû à du mucus dans les poumons
- Feu d'Estomac - gastrite
- Douleur, obstruction et gonflement de la gorge
- Transforme le flegme
- Respiration sifflante
- Coqueluche

Estomac 40 est aussi appelé *point du flegme.* Il aide à éliminer les mucosités ou le mucus, n'importe où dans le corps, et est ainsi utile pour le rhume et la grippe. Ce point peut être associé à Estomac 36, Gros Intestin 4 et 11 et Poumon 7, renforçant ainsi le système immunitaire et libérant les mucosités.

Les gens annulent souvent leurs rendez-vous d'acupuncture lorsqu'ils attrapent un rhume ou une grippe. L'acupuncture peut vous aider à résoudre votre rhume ou votre grippe beaucoup plus rapidement. Une fois, j'ai traité mon père toutes les 2 heures, et il n'avait presque plus aucun symptôme le lendemain. Il avait une horrible toux à cause d'un rhume et il avait besoin de se rétablir rapidement, alors je lui ai donné des traitements fréquents. Le lendemain, il toussait rarement et allait presque parfaitement bien.

Lorsqu'un traitement pour l'excès de mucus est administré à l'aide d'Estomac 40, les patients commencent souvent à tousser après le retrait des aiguilles. Cela montre que le mucus dans les poumons se résout. Votre corps commence à l'éliminer en toussant, c'est ainsi qu'il l'expulse. Ce point peut également être utilisé pour traiter l'asthme, qui est décrit comme la rétention de mucus dans les poumons, obstruant la fonction pulmonaire normale. Il doit être associé à d'autres points et à la phytothérapie chinoise pour traiter l'asthme.

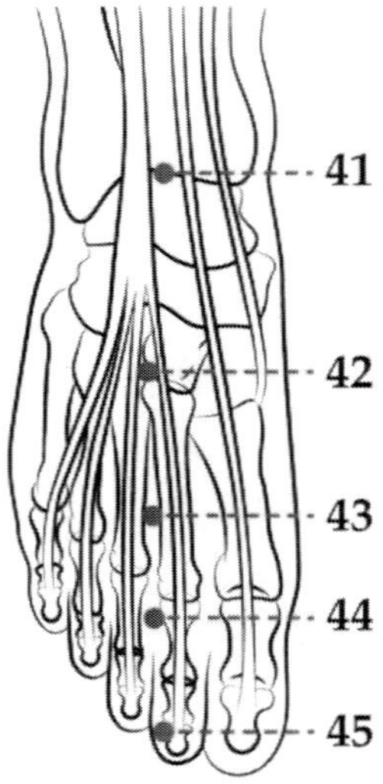

Estomac

Estomac 41

Situé au niveau de la cheville, au niveau de la malléole latérale, ou à l'extérieur de l'os de la cheville, dans la dépression entre les tendons.

Fonctions et Utilisation Courante

- Cheville douloureuse
- Pied tombant
- Douleur au pied
- Maux de tête sur le front, causés par des problèmes d'Estomac
- Douleur, atrophie ou raideur au bas de la jambe
- Feu d'Estomac ou gastrite

Ce point est fréquemment employé pour restaurer la fonction normale du pied, pour traiter les douleurs au pied ou aux orteils.

Estomac 42

Situé entre les deuxièmes et troisièmes os des pieds, à 1,5 cun d'Estomac 41.

Fonctions et Utilisation Courante

- Élimine la chaleur dans le méridien de l'Estomac

- Douleur ou faiblesse du pied
- Paralysie faciale ou gonflement
- Atrophie du pied

Estomac 43
Situé entre les deuxièmes et troisièmes os des pieds.

Fonctions et Utilisation Courante
- Œdème facial ou gonflement dû à un excès de liquide
- Pied tombant
- Douleur ou gonflement du pied
- Régule la rate pour traiter l'œdème ou la rétention d'eau
- Régule l'estomac et les intestins
- Douleur ou raideur aux orteils

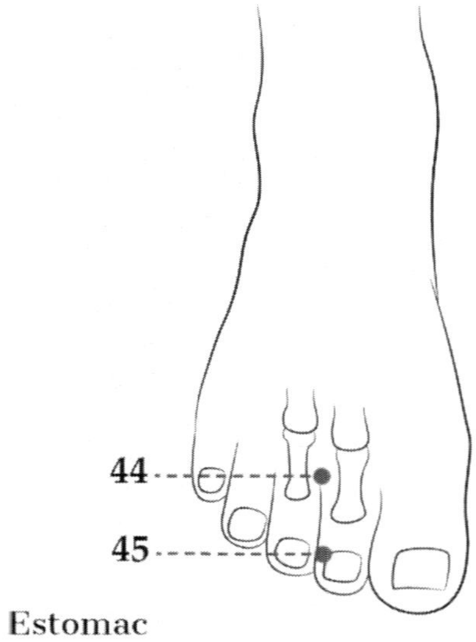

Estomac 44
Situé entre les deuxièmes et troisièmes orteils, à un demi cun de la marge des orteils.

Fonctions et Utilisation Courante

- Mains et pieds froids lorsque le corps est chaud
- Constipation
- Spasmes du diaphragme
- Diarrhée
- Paralysie faciale
- Douleur au pied ou gonflement sur le dessus du pied
- Mâchoire bloquée
- Régule les intestins
- Maux de dents
- Névralgie du trijumeau

Estomac 45

Situé à 0,1 cun du coin de l'ongle du gros orteil.

Fonctions et Utilisation Courante

Estomac 45 élimine la chaleur du méridien de l'Estomac et rétablit la conscience. Soigne le gonflement du visage et la déviation de la bouche, ainsi que la mâchoire verrouillée.

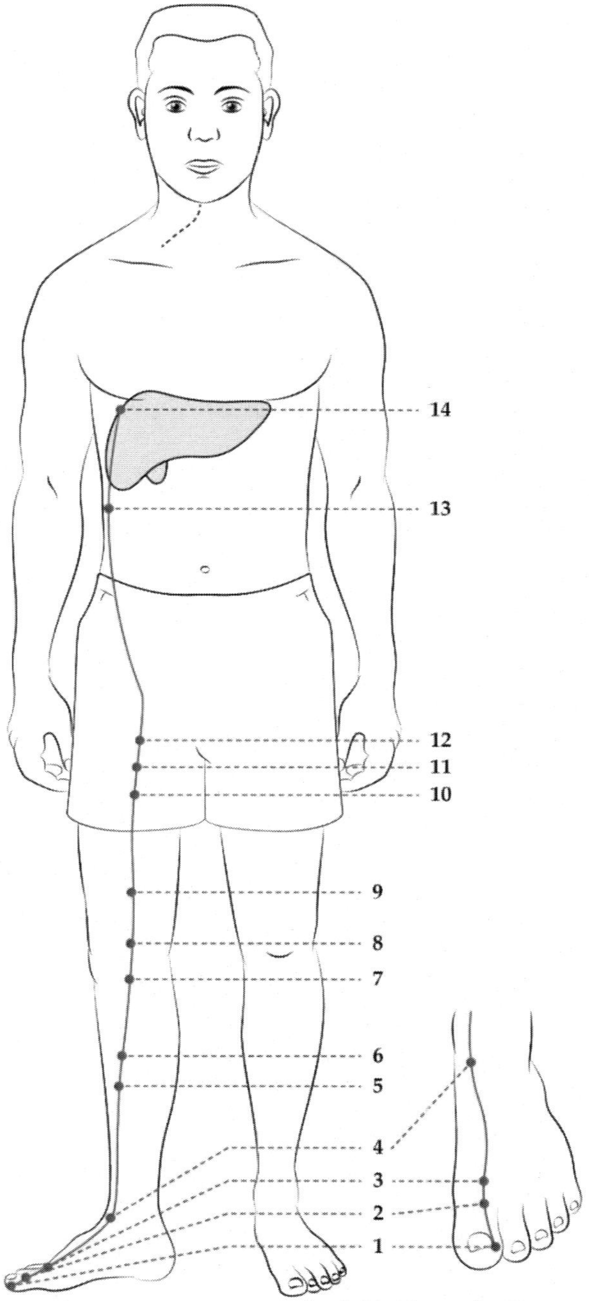

Le Méridien du Foie

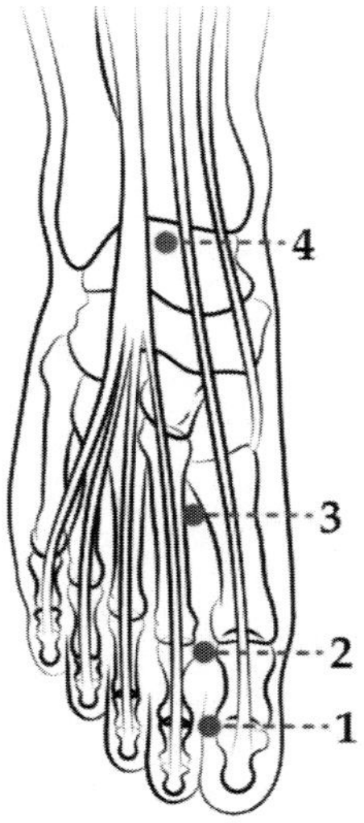

Foie

Foie 1
Sur le côté latéral du gros orteil, à 2 cun du coin de l'ongle.

Fonctions et Utilisation Courante
Régule le Foie. Peut être utilisé pour le gonflement génital, les menstruations irrégulières et la hernie inguinale. Retient le sang, ce qui signifie qu'il peut être utilisé pour tous les types de saignements utérins anormaux, ainsi que du sang dans les urines ou les selles.

Foie 2
Entre le gros et le deuxième orteil.

Fonctions et Utilisation Courante

- Saignement utérin anormal dû au Feu, qui est une chaleur extrême
- Soulage le Feu du Foie
- Convulsions
- Étourdissements
- Douleur génitale
- Maux de tête
- Hépatite

- Hernie
- Hypertension
- Insomnie
- Jaunisse
- Problèmes menstruels, y compris la douleur
- Saignements de nez
- Régule le Qi du Foie
- Convulsions
- Irritabilité sévère, avec une sensation de chaleur au visage
- Arrête les saignements dus aux syndromes de chaleur
- Maîtrise le Yang du Foie
- Acouphène
- Traite la chaleur humide dans le bas de l'abdomen ; cela peut se manifester de plusieurs façons, y compris par une infection des voies urinaires
- Traite la dépression causée par des problèmes de Foie

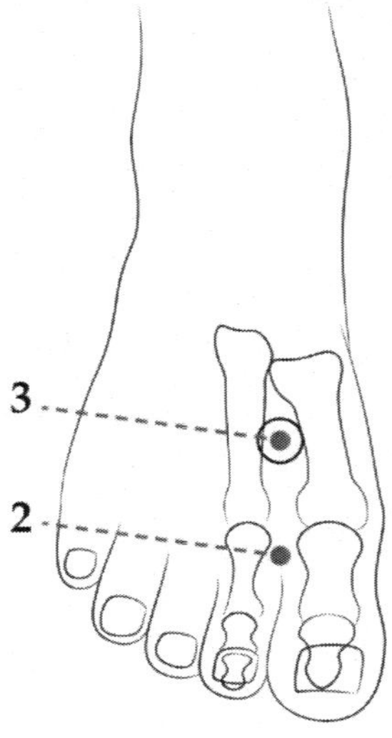

Foie

Le Foie 2 est un point majeur, il traite les symptômes de Feu du Foie et de chaleur dans le sang. Cependant, gardez en tête le fait que certains de ces symptômes peuvent être causés par d'autres déséquilibres. Les acouphènes, par exemple, peuvent être liés à une faiblesse rénale. Un diagnostic complet doit être fait pour tous les symptômes.

Foie 2 est un excellent point pour l'irritabilité. Il purge fortement la chaleur ou le Feu du Foie, et soulage le stress. Ce point peut être associé à Foie 3. Il traite les émotions lorsqu'une personne est très irritable, a le visage rougi ou une sensation de chaleur au visage lorsqu'elle est irritée ou stressée. Si une personne « explose » ou se met facilement en colère, pensez à utiliser ce point. Foie 2 et 3 sont utilisés pour soigner le stress, qui est le plus souvent causé par des déséquilibres hépatiques selon la médecine chinoise.

Foie 3
Situé entre le premier et le deuxième orteil, à environ 1,5 cun au-dessus de la toile des orteils. Veuillez noter que la taille des os de vos pieds détermine la distance entre ce point et la toile des orteils, tout le monde est différent. Ce point est situé dans la dépression entre le premier et le deuxième métatarsien (os des pieds).

Pour localiser Foie 3, vous pouvez faire passer votre doigt de la toile des orteils aux os du pied ; vous trouverez une petite indentation juste avant d'arriver aux os des pieds. L'image montre le point entouré d'un cercle, vous pouvez donc voir que Foie 3 est situé dans un petit creux sur le pied.

Fonctions et Utilisation Courante

- Vision floue
- Étourdissements
- Troubles oculaires
- Soupirs fréquents
- Maux de tête
- Hépatite
- Hernie
- Hypertension
- Insomnie
- Cycle menstruel irrégulier
- Jaunisse
- Maux de tête de type migraine
- Nausées matinales

- Nausées
- Régule le sang
- Régule les hormones
- Régule le Qi du Foie
- Détend tout le corps
- Trouble du fœtus agité, l'acupuncture aide à calmer le bébé in utero
- Ralentit l'augmentation du Yang dans le Foie
- Soulagement du stress
- Traite la dépression causée par le stress
- Prolapsus utérin
- Vertige, point principal
- Problèmes de vue
- Vomissements

La plupart des gens ont besoin d'un traitement Foie 3. Il soulage le stress et est très relaxant. Il soigne toutes les maladies qui proviennent du Foie selon la médecine chinoise. Il traite les migraines et aide à soulager les tensions musculaires. L'acupression est très efficace sur ce point. Une pastille magnétique peut être appliquée au besoin. N'oubliez pas de retirer les pastilles magnétiques après huit heures, sinon le point cessera temporairement de répondre au traitement.

L'élévation du Yang du Foie est souvent observée dans l'hypertension artérielle. Le stress affecte le Foie, qui monte alors à la tête. Le contrôle de la colère et de l'hypertension artérielle est important pour prévenir les accidents vasculaires cérébraux. L'acupuncture soulage le stress et la colère.

Foie 4

Situé à 1 cun devant la malléole médiale (os de la cheville sur la cheville interne). Localisez le dans la dépression du côté médial du tendon tibial antérieur.

Fonctions et Utilisation Courante

Il régule le Qi du Foie et élimine la chaleur, notamment dans le Foie et la Vésicule Biliaire. Il peut être utilisé pour la jaunisse et les douleurs génitales.

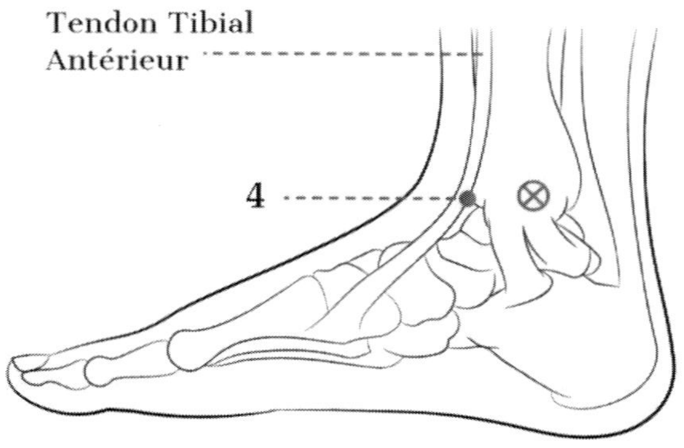

Foie

Foie 5

Situé à 5 cun au-dessus de la pointe de la malléole médiale, près du bord postérieur médial de l'os du tibia.

Fonctions et Utilisation Courante

Il régule le Qi du Foie et élimine la chaleur humide. Il peut être utilisé pour traiter des troubles tels que la hernie et les problèmes menstruels.

Foie 6

Situé à 7 cun au-dessus de la pointe de la malléole médiale, près du bord postérieur médial de l'os du tibia.

Fonctions et Utilisation Courante

Régule le Qi du Foie

Foie 7

Situé derrière et sous le condyle médial du tibia, dans la partie supérieure de la tête médiale du muscle gastrocnémien.

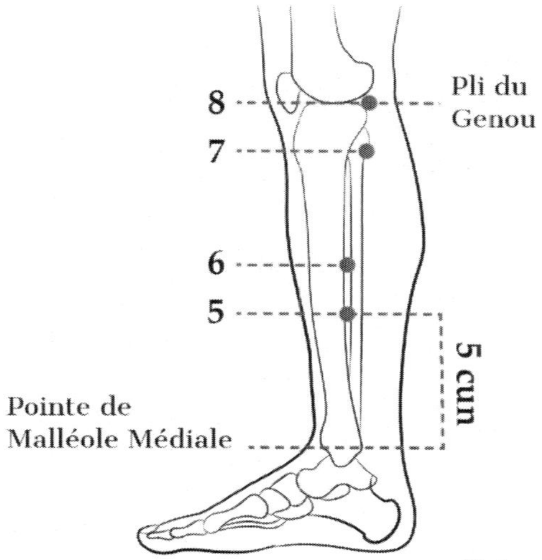

Foie

Fonctions et Utilisation Courante
Peut être utilisé pour les douleurs au genou.

Foie 8
Localisé avec le genou plié, il se trouve dans la dépression à la fin du pli poplité (pli du genou).

Fonctions et Utilisation Courante
Élimine la chaleur humide de la partie inférieure du corps, a un effet positif sur l'utérus et régule les menstruations.

Foie 9
Situé à 4 cun au-dessus de l'épicondyle médial du fémur.

Fonctions et Utilisation Courante
Régule la menstruation.

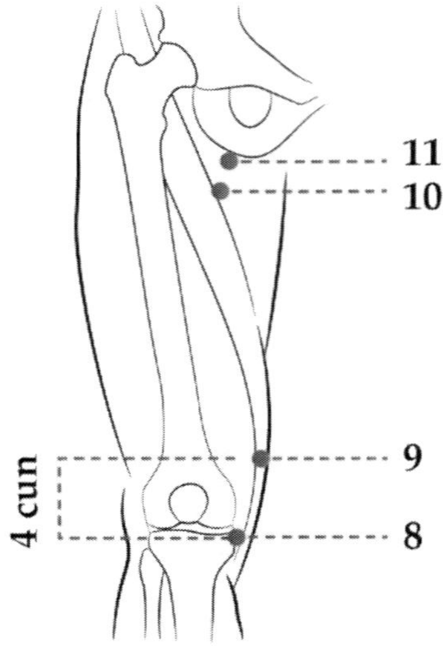

Foie

Foie 10
Situé à 3 cun en dessous d'Estomac 30, sur le bord latéral du muscle long abducteur.

Fonctions et Utilisation Courante
Traite la distension abdominale, le prolapsus utérin et les douleurs testiculaires.

Foie 11
Situé à 2 cun en dessous d'Estomac 30, sur le bord latéral du muscle long abducteur.

Fonctions et Utilisation Courante
Il a un effet positif sur l'utérus, mais n'est pas souvent employé.

Foie 12
Situé en dessous et latéralement à la symphyse pubienne, à un demi cun latéralement au méridien Ren, au niveau de la rainure inguinale. Veuillez vous référer à l'image principale pour trouver cet emplacement. Ce point de la région pubienne est rarement employé.

Fonctions et Utilisation Courante

Ce point pourrait être utilisé pour les problèmes génitaux, mais il n'est pas souvent employé.

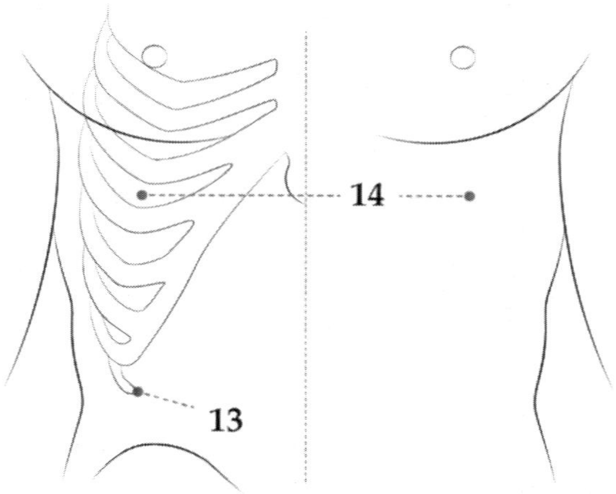

Foie

Foie 13

Sur le côté latéral de l'abdomen, sous l'extrémité libre de la 11e côte flottante.

Fonctions et Utilisation Courante

Il régule le Foie et améliore la digestion.

Foie 14

Directement en dessous du mamelon, dans le sixième espace intercostal.

Fonctions et Utilisation Courante

Régule le Foie et la Vésicule Biliaire. Peut être utilisé pour traiter l'hépatite, la pancréatite et d'autres maladies du foie.

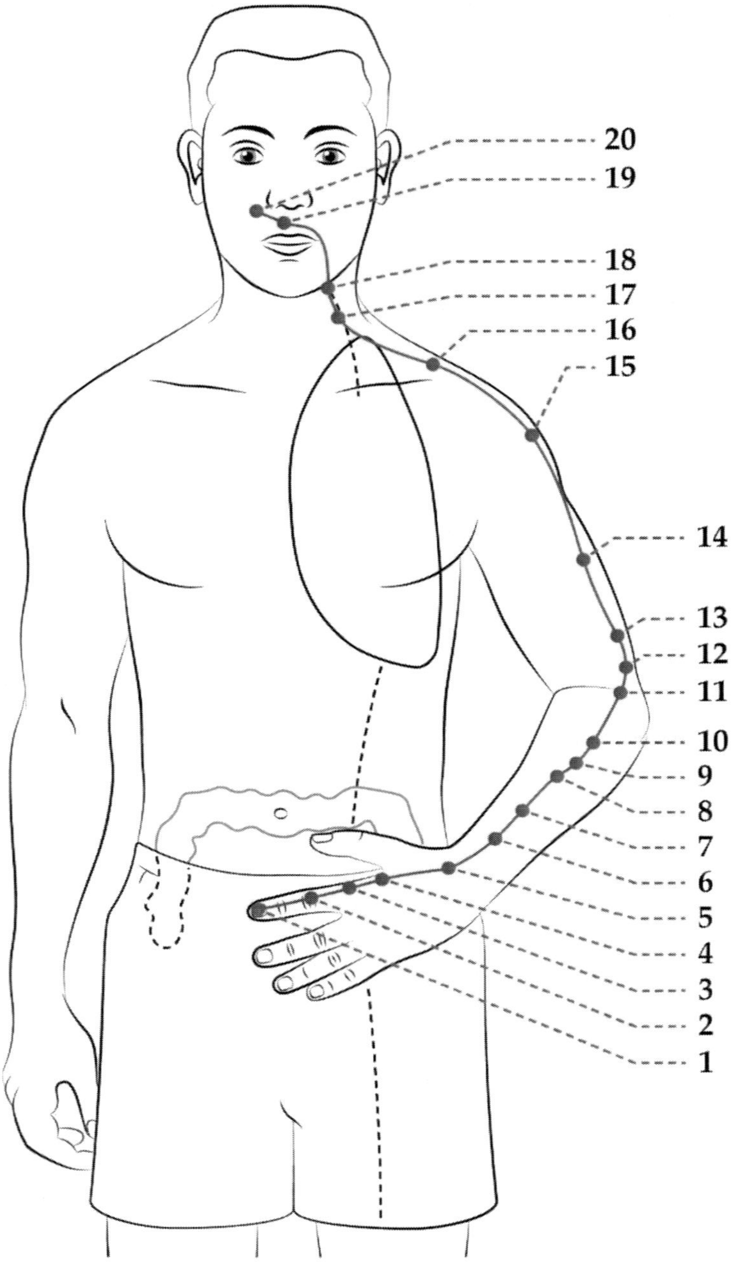

Le Méridien du Gros Intestin

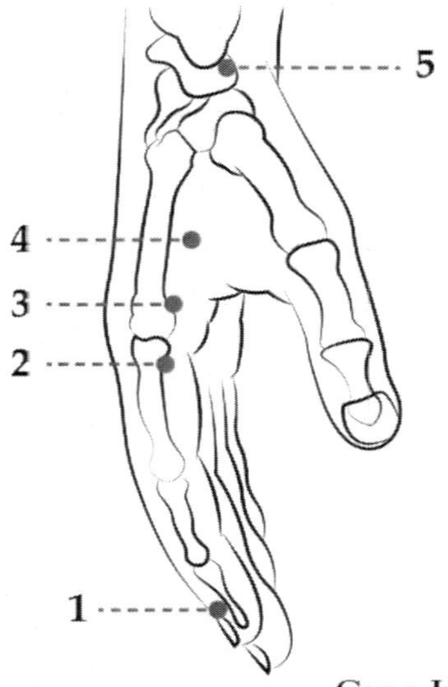

Gros Intestin

Gros Intestin 1

Sur le côté radial de l'index, à environ 0,1 cun postérieur au coin de l'ongle.

Fonctions et Utilisation Courante

Ravive la conscience et soulage les maux de gorge en humidifiant la gorge. Peut être utilisé pour traiter les maux de dents et de gorge, ainsi que l'amygdalite.

Gros Intestin 2

Sur la face radiale de l'index, distale de l'articulation phalangienne métacarpienne, à la jonction de la peau rouge et blanche. La peau rouge et blanche est située juste en dessous de l'os. Le point est localisé avec le doigt légèrement plié.

Fonctions et Utilisation Courante

Traite le rhume et la grippe, la paralysie faciale, la névralgie du trijumeau, les maux de tête, la déviation des yeux et de la bouche, les maux de dents et de gorge.

Gros Intestin 3
Sur le côté radial de l'index. Faites un poing lâche, le point est dans la dépression proximale à la tête du deuxième os métacarpien.

Fonctions et Utilisation Courante
Traite le rhume et la grippe, la névralgie du trijumeau, l'amygdalite, les maux de dents, et de gorge. Soigne la raideur et la douleur soudaines de la nuque. Une source indique qu'il est très efficace pour la plupart des maux de tête. J'associerais Gros Intestin 3 et 4 à l'acupression pour soigner les maux de tête.

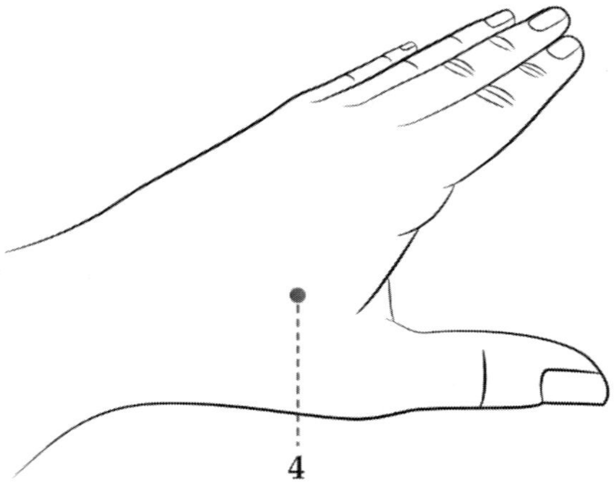

Gros Intestin

Gros intestin 4
Entre les premiers et deuxièmes os métacarpiens, au milieu du deuxième métacarpien, du côté radial.

Fonctions et Utilisation Courante

- Allergies
- Bras douloureux
- Rhume et grippe
- Constipation
- Surdité
- Infections de l'oreille
- Douleur dans la main

- Maux de tête
- Urticaire
- Induit le travail (Ne doit pas être utilisé pendant la grossesse)
- Saignements de nez
- Régule la transpiration
- Régule le visage - peut traiter tous les troubles du visage
- Équilibre le système immunitaire
- Régule les Poumons
- Congestion au niveau des sinus
- Maux de gorge
- Maux de dents, mâchoire inférieure
- Traite les yeux, le nez, la bouche et les oreilles

C'est l'un des points les plus fréquemment utilisés sur le corps. Il est employé pour soigner tout problème sur la tête. Il est souvent associé à Foie 3 pour détendre intensément le corps, équilibrer la circulation énergétique et soulager la douleur partout dans le corps. Ce traitement s'appelle les « Quatre Portes ».

Gros Intestin 4 est indispensable pour soigner les allergies, les rhumes et la grippe. Combinez-le avec Gros Intestin 11, Estomac 36 et Estomac 40. Traitez toutes les deux heures. Il renforce le système immunitaire afin que votre corps puisse éliminer les virus. Il agit sur les allergies en régulant et en renforçant le système immunitaire, de sorte que votre corps cesse de réagir de manière excessive. Très efficace, ce point est le premier choix d'acupression pour les maux de tête.

Gros Intestin 5
Du côté du pouce du poignet. Entre les tendons de l'extenseur du pouce long et court. Localisez avec le pouce incliné vers le haut.

Fonctions et Utilisation Courante
Calme l'esprit et traite le rhume et la grippe, l'urticaire, les maux de dents et de gorge, les douleurs au poignet.

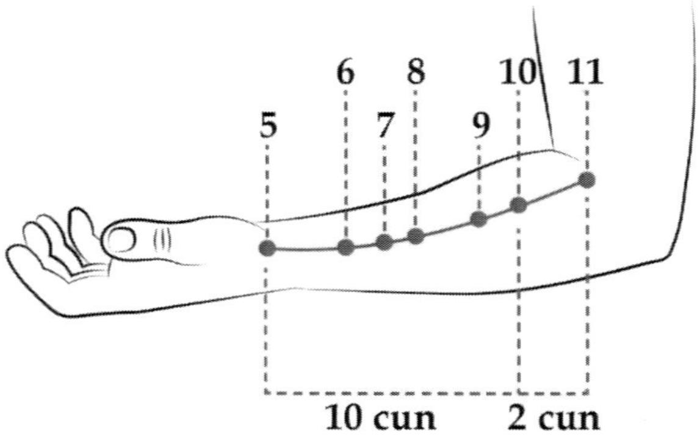

Gros Intestin

Gros Intestin 6

Situé à 3 cun de GI 5, sur la ligne reliant Gros Intestin 5 et Gros Intestin 11.

Fonctions et Utilisation Courante

Élimine la chaleur ou l'inflammation. Peut être utilisé pour traiter les acouphènes, la paralysie faciale et l'amygdalite.

Gros Intestin 7

Situé à 5 cun au-dessus du Gros Intestin 5, sur la ligne reliant GI 5 et GI 11.

Fonctions et Utilisation Courante

Régule le Gros Intestin. Traite les douleurs abdominales et la distension, les éructations, les maux de tête et de gorge.

Gros Intestin 8

Situé à 8 cun au-dessus de GI 5, sur la ligne reliant GI 5 et GI 11.

Fonctions et Utilisation Courante

Régule l'Intestin Grêle. Peut être utilisé pour traiter les douleurs abdominales, les maux de tête et les douleurs au coude.

Gros Intestin 9

Situé à 3 cun sous Gros Intestin 11, sur la ligne reliant GI 5 et GI 11.

Fonctions et Utilisation Courante

Régule le Gros Intestin. Peut être utilisé pour traiter les douleurs à l'épaule et au coude.

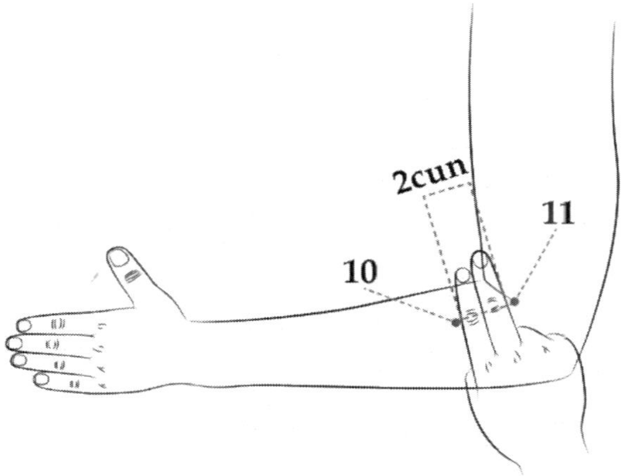

Gros Intestin

Gros Intestin 10

Situé à 2 cun du Gros Intestin 11, sur la ligne reliant GI 5 et GI 11.

Fonctions et Utilisation Courante

- Atrophie du bras
- Bras douloureux
- Hémiplégie
- Indigestion
- Régule les intestins
- Régule l'estomac
- Douleurs aux épaules
- Maux de dents
- Traite la paralysie du bras après un accident vasculaire cérébral en stimulant fortement la circulation dans le méridien du Gros Intestin

Gros Intestin 10 est souvent utilisé pour améliorer la circulation dans le bras. Il peut être associé à d'autres points du méridien tels que GI 4, GI 11 et GI 15 pour rétablir une circulation sanguine saine dans le bras. La combinaison de points sur un méridien est une méthode fréquente pour restaurer la circulation. L'utilisation d'un seul point n'est souvent pas suffisante pour traiter le problème. Une forte stimulation de ce point peut envoyer une chaleur notable aux mains, si elles ont froid ou si leur circulation est affaiblie.

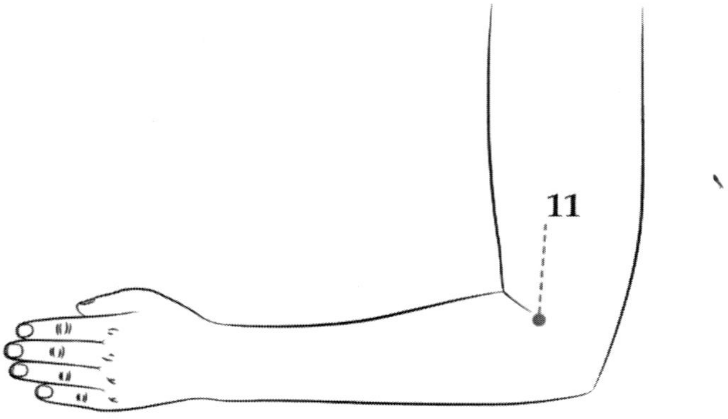

Gros Intestin

Gros Intestin 11
Situé à mi-chemin entre le pli du coude et le coude. Localisez avec le bras plié, comme indiqué sur l'image.

Fonctions et Utilisation Courante

- Allergies
- Atrophie du bras après un AVC, combinez avec GI 4, GI 10 et GI 15
- Engourdissement des bras
- Bras douloureux
- Rhume et grippe
- Constipation - régule et humidifie le gros intestin
- Eczéma
- Douleur dans le coude

- Réduction de la fièvre
- Insolation
- Herpès Zona
- Hypertension
- Urticaire
- Démangeaisons
- Douleur au méridien du Gros Intestin
- Psoriasis
- Éruptions cutanées
- Régule les Poumons
- Douleurs aux épaules
- Raideur des épaules
- Tous types de maladies de la peau
- Maux de gorge
- Renforce le système immunitaire

Notes Cliniques
Vous pouvez voir par la longueur de cette liste que Gros Intestin 11 est un point majeur. Il élimine la chaleur due à de nombreuses causes, il traite donc les troubles cutanés causés par la chaleur, ce qui signifie des troubles cutanés inflammatoires. Il est associé à GI 4, Estomac 36 et Estomac 40 pour résoudre les rhumes et la grippe. Il est allié à GI 4 pour traiter les allergies. On lui adjoint GI 4, Rate 6 et Foie 3 pour soigner les allergies alimentaires. Cette combinaison de points aide à équilibrer le système immunitaire afin qu'il cesse de réagir de manière excessive aux substances.

Une fois, j'ai eu une patiente qui était très malade, mais refusait de voir un médecin. Elle était rouge, très chaude et montrait des signes de délire. Je la soupçonnais d'être déshydratée et incapable d'être rationnelle. J'ai utilisé le Gros Intestin 11 pour réduire rapidement sa fièvre et ai demandé à son mari d'appeler une ambulance.

Ce point est très efficace lorsqu'il est traité par acupression. Je recommande d'utiliser le pouce pour appuyer assez profondément. En fait vous appuierez essentiellement à la fin du pli du coude.

Gros Intestin 11 est le principal point à utiliser pour la constipation. Il peut être associé avec Estomac 36 pour réguler les intestins. Vous pouvez appuyer sur les deux coudes en même temps, ou par alternance pendant cinq minutes chacun. J'utilise également ce point pour traiter les patients qui ont subi une chirurgie abdominale. Gros Intestin 11 régule les intestins, ce qui rétablit la fonction intestinale normale après la chirurgie. La chirurgie perturbe la fonction intestinale normale parce que les nerfs sont sectionnés.

Gros Intestin 11 est souvent utilisé en combinaison avec d'autres points sur le bras, tels que GI 4, GI 10 et GI 15 pour restaurer sa fonction après un accident vasculaire cérébral, ou après une fracture ou autre blessure du bras.

Ce point peut être utilisé pour soigner les problèmes intestinaux des bébés. Il soulage rapidement la constipation, ainsi que l'irrégularité de la fonction intestinale. Les bébés réagissent rapidement à l'acupression.

Gros Intestin 12
Situé à 1 cun au-dessus du Gros Intestin 11.

Fonctions et Utilisation Courante
Peut être utilisé pour traiter la douleur au bras et au coude.

Gros Intestin 13
Situé à 3 cun au-dessus du Gros Intestin 11.

Fonctions et Utilisation Courante
Peut être utilisé pour les douleurs au bras et au coude.

Gros Intestin 14
Situé à 7 cun au-dessus de GI 11.

Fonctions et Utilisation Courante
Peut être utilisé pour traiter les douleurs à l'épaule et au bras, ainsi que les troubles oculaires tels que la conjonctivite.

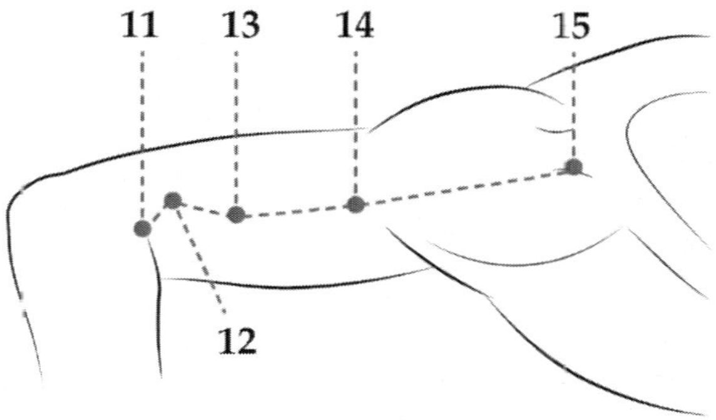

Gros Intestin

Gros Intestin 15
Situé devant et sous l'articulation acromio-claviculaire, là où l'os de votre clavicule se connecte à votre épaule, à l'origine du muscle deltoïde.

Fonctions et Utilisation Courante
Couramment utilisé pour soigner les douleurs à l'épaule. Il peut être associé à GI 4 et GI 11 pour traiter douleurs ou l'atrophie du bras. L'association des Gros Intestin 4, 11 et 15 active le méridien du Gros Intestin sur le bras, ce qui est très efficace pour restaurer la fonction normale du membre. Cette combinaison peut également être utilisée pour le processus de récupération après un AVC.

Gros Intestin 16
Situé sur la face arrière de l'épaule, dans la dépression entre l'extrémité acromiale de la clavicule et la colonne vertébrale scapulaire. La scapula est communément appelée l'omoplate.

Fonctions et Utilisation Courante
Peut être utilisé pour les douleurs à l'épaule.

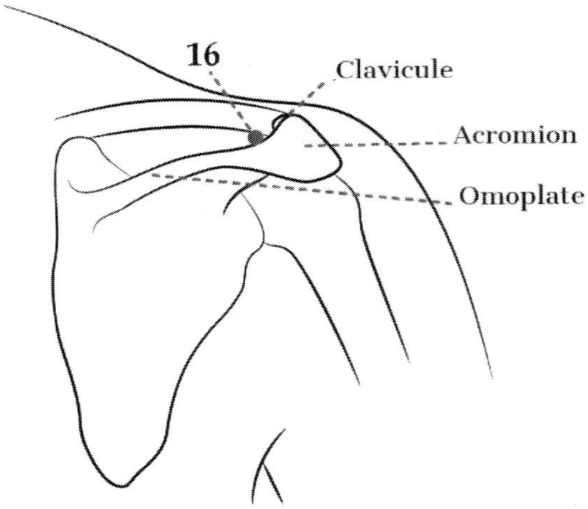

Gros Intestin

Gros Intestin 17
Sur le côté latéral du cou, à 1 cun sous GI 18, sur le bord postérieur du muscle sternocléidomastoïdien.

Fonctions et Utilisation Courante
Traite la voix et la gorge, bien que rarement utilisé en raison de son emplacement.

Gros Intestin 18
Sur la face latérale du cou, au niveau de la pointe de la pomme d'Adam, entre la tête sternale et la tête claviculaire du muscle sternocléidomastoïdien.

Fonctions et Utilisation Courante
Traite la voix et la gorge, bien que rarement utilisé en raison de son emplacement.

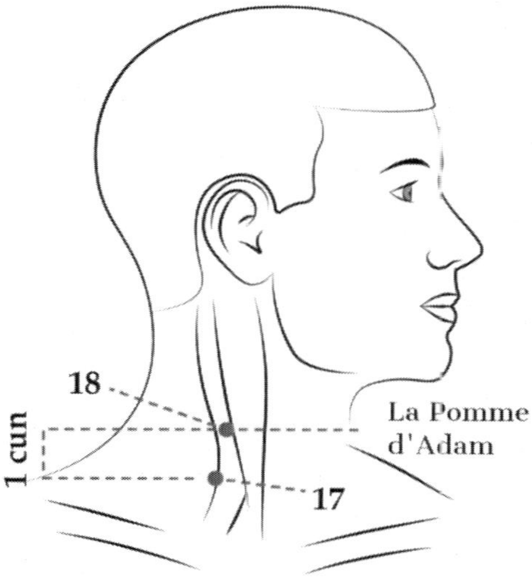

Gros Intestin

Gros Intestin 19
Situé sous la narine, à un demi cun latéralement à la ligne médiane.

Fonctions et Utilisation Courante
Ouvre les sinus pour traiter la congestion des sinus et l'absence d'odorat. Il est également indiqué pour traiter la déviation de la bouche et la paralysie de Bell.

Gros Intestin 20
Situé au niveau du sillon naso-labial, au niveau du milieu du bord latéral de la narine.

Fonctions et Utilisation Courante

- Anosmie
- Déviation buccale, c'est-à-dire lorsque la bouche est tordue en raison d'une paralysie de Bell ou d'autres affections nerveuses
- Polypes nasaux
- Saignements de nez
- Ouvre les sinus
- Céphalée d'origine sinusienne
- Névralgie du trijumeau

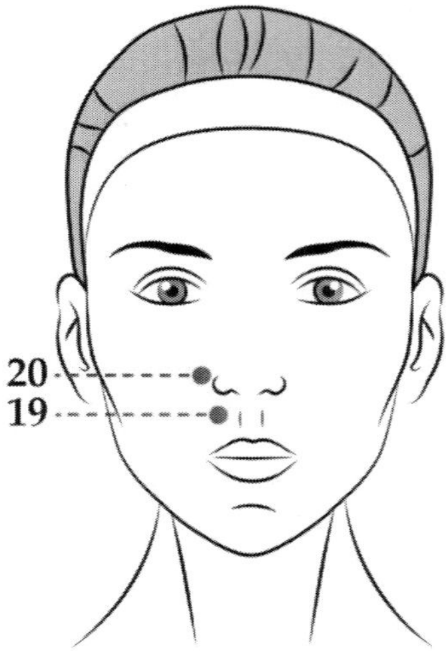

Gros Intestin

Gros Intestin 20 ouvrira les sinus pour diminuer et soulager leur pression, les maux de tête et la perte de l'odorat qu'elle provoque, rétablissant ainsi une circulation normale. La déviation buccale et la névralgie du trijumeau sont soignées par l'effet de ce point sur les nerfs locaux. Comme dans toute acupuncture, la fonction nerveuse saine et la circulation sont restaurées, ce qui améliorera de nombreux problèmes dans la zone touchée.

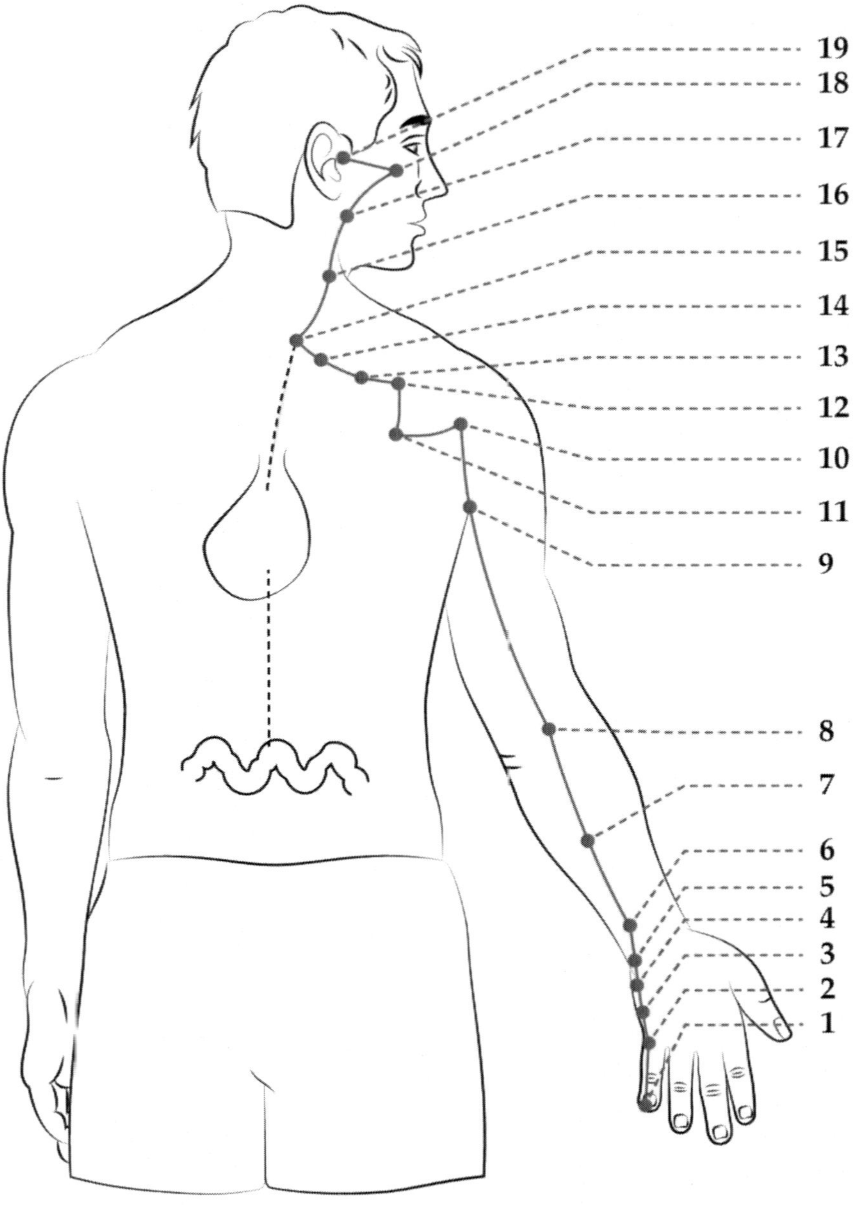

Le Méridien de l'Intestin Grêle

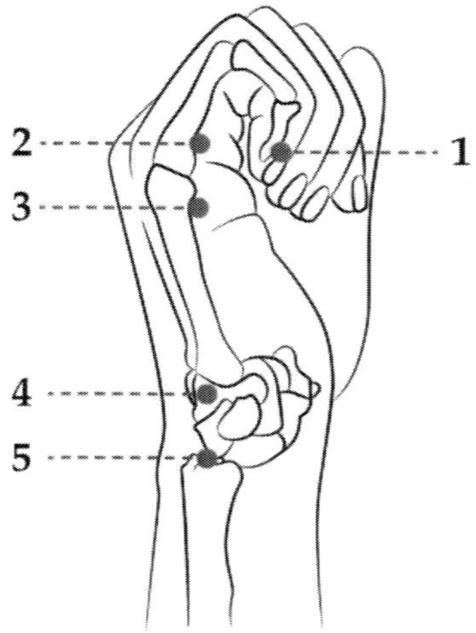

Intestin Grêle

Intestin Grêle 1
Sur le côté ulnaire du petit doigt, à 0,1 cun du coin de l'ongle.

Fonctions et Utilisation Courante
Ce point peut être utilisé pour favoriser la lactation, traiter les abcès mammaires et la mammite. Il peut également soigner la perte de conscience après un AVC.

Intestin Grêle 2
Au niveau de la cinquième articulation métacarpo-phalangienne (jointure des doigts), repérez avec la main formant un poing lâche.

Fonctions et Utilisation Courante
Ce point peut être utilisé pour traiter la douleur oculaire brûlante et les yeux rouges. Ouvre les oreilles pour traiter la surdité et les acouphènes. Humidifie la gorge.

Intestin Grêle 3
Au niveau de la cinquième articulation métacarpo-phalangienne (jointure des doigts), repérez avec la main formant un poing lâche.

Fonctions et Utilisation Courante

- Calme l'esprit
- Conjonctivite
- Surdité
- Douleur dans le coude
- Épilepsie
- Troubles oculaires tels que douleur, rougeur et gonflement
- Douleur dans les doigts
- Douleur dans la main
- Maux de tête à l'occiput ou à la base du crâne
- Douleurs au bas du dos et au sacrum
- Trouble bipolaire (syndrome maniaco-dépressif), calme l'esprit
- Douleur ou raideur au cou
- Régule la colonne vertébrale
- Détend les muscles
- Douleurs aux épaules
- Nuque raide
- Acouphène
- Douleur ou raideur dans le haut du dos
- Coup du lapin

Intestin Grêle 3 est appelé le « Point du Cou Rigide » par de nombreux acupuncteurs. L'indication de trouble maniaco-dépressif provient du diagnostic de « chaleur de flegme ». C'est ainsi que la médecine chinoise aborde les troubles émotionnels. Chaque déséquilibre émotionnel a une cause profonde, qui a un diagnostic spécifique en médecine chinoise. L'acupuncture et les herbes peuvent être employées pour soigner le déséquilibre sous-jacent, ce qui peut aider à traiter les problèmes émotionnels qui en résultent. Le diagnostic repose sur le système de médecine chinoise et non sur le système occidental.

Intestin Grêle 4
Sur le côté ulnaire de la paume, dans la dépression entre la base du cinquième métacarpien et l'os triquetrum.

Fonctions et Utilisation Courante
Peut être employé pour soigner les problèmes de poignet, y compris la douleur, la contracture ou la raideur des doigts et du poignet. Traite tous les doigts et la faiblesse ou la douleur de la main. Soulage les douleurs cervicales, les acouphènes et la jaunisse.

Intestin Grêle 5
Sur le poignet, dans la dépression entre la tête de l'os cubital et l'os triquetrum du poignet.

Fonctions et Utilisation Courante
Peut être utilisé pour traiter les douleurs au cou et l'enflure, les douleurs aux poignets et aux bras. Soigne les rougeurs des yeux, la surdité, les acouphènes et les maux de dents.

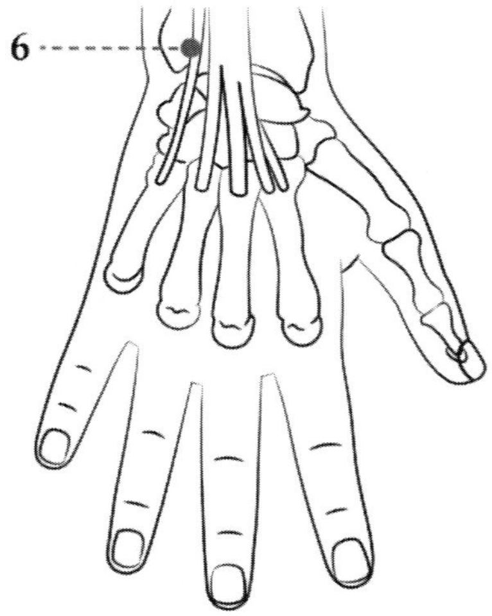

Intestin Grêle

Intestin Grêle 6
À la tête du cubitus, sur la face dorsale du poignet.

Fonctions et Utilisation Courante

Soigne la douleur dans l'épaule, le haut du dos, les bras et la raideur de la nuque. A un effet bénéfique sur les yeux dans le traitement de la vision floue et de la douleur oculaire.

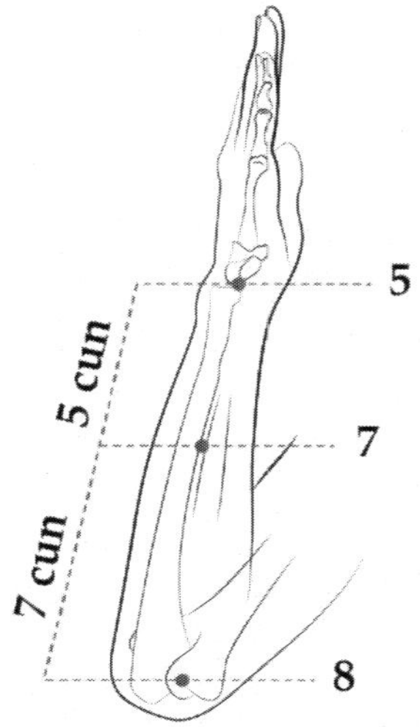

Intestin Grêle

Intestin Grêle 7

Situé à 5 cun au-dessus de IG 5, sur la ligne reliant IG 8 et IG 5.

Fonctions et Utilisation Courante

Peut être utilisé pour traiter la douleur au doigt, au coude ou au méridien de l'Intestin Grêle. Soigne la nuque raide.

Intestin Grêle 8

Situé entre l'olécrâne de l'ulna et l'épicondyle médial de l'os humérus.

Fonctions et Utilisation Courante

Peut être utilisé pour traiter la douleur ou la raideur du coude et du bras.

Intestin Grêle 9

Postérieur et inférieur à l'articulation de l'épaule, situé à 1 cun au-dessus de l'extrémité postérieure du pli axillaire.

Fonctions et Utilisation Courante

Traite la douleur et la raideur des épaules et du haut du bras.

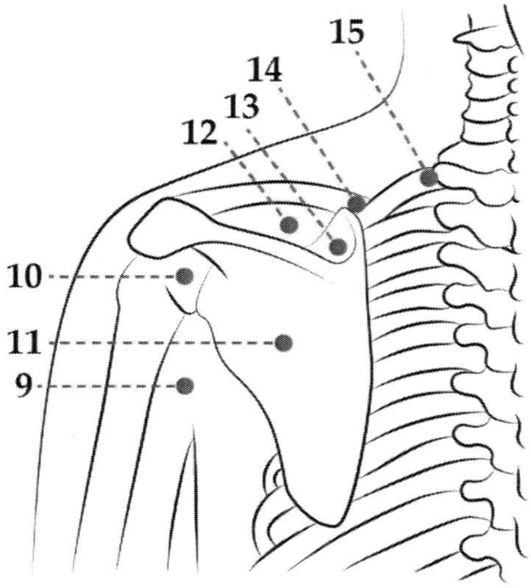

Intestin Grêle

Intestin Grêle 10

Directement au-dessus de IG 9, dans la dépression inférieure à la colonne vertébrale de l'omoplate.

Fonctions et Utilisation Courante

Traite la douleur et la raideur des épaules.

Intestin Grêle 11

Dans la dépression de l'omoplate qui se situe à un tiers du milieu du bord inférieur de la colonne vertébrale scapulaire, à l'angle inférieur de l'omoplate.

Fonctions et Utilisation Courante

Traite la douleur à l'épaule et à l'omoplate, la lactation insuffisante, et rétablit une bonne circulation dans la poitrine.

Intestin Grêle 12

Directement au-dessus de IG 11, au centre de la fosse supra-scapulaire, qui est la légère indentation sur l'omoplate.

Fonctions et Utilisation Courante
Traite la raideur de la nuque et les douleurs au bras, à l'épaule et à l'omoplate.

Intestin Grêle 13
Situé à mi-chemin entre le IG 10 et la deuxième vertèbre thoracique, dans la fosse supra-scapulaire.

Fonctions et Utilisation Courante
Traite les douleurs à l'épaule et à l'omoplate.

Intestin Grêle 14
Situé à 3 cun latéralement au bord inférieur de l'apophyse épineuse des premières vertèbres thoraciques.

Fonctions et Utilisation Courante
Traite les douleurs à l'épaule et à l'omoplate.

Intestin Grêle 15
Situé à 2 cun latéralement au bord inférieur de l'apophyse épineuse de la septième vertèbre cervicale.

Fonctions et Utilisation Courante
Traite la douleur à l'épaule. Régule les poumons et transforme les mucosités pour soigner l'asthme et la toux.

Intestin Grêle 16
Du côté du cou, sur le bord postérieur du muscle sternocléidomastoïdien, au niveau du larynx.

Fonctions et Utilisation Courante
Traite les oreilles et la perte soudaine de la voix. Il est rarement utilisé en raison de son emplacement.

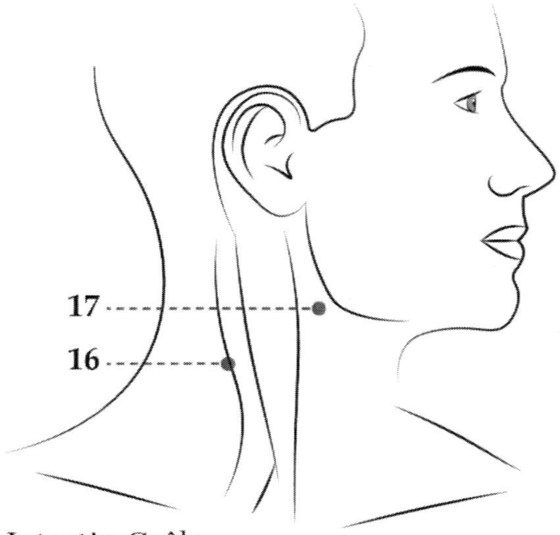

Intestin Grêle

Intestin Grêle 17
Situé entre l'angle de la mandibule et le bord antérieur du muscle sternocléidomastoïdien.

Fonctions et Utilisation Courante
A un effet bénéfique sur le cou et la gorge. Il peut être utilisé pour humidifier la gorge afin de soulager les difficultés à avaler.

Intestin Grêle 18
Situé directement sous le bord externe de l'œil, dans la dépression au bord inférieur de la pommette.

Fonctions et Utilisation Courante
Traite la paralysie faciale, la névralgie du trijumeau, les yeux et la bouche déviés, les contractions des paupières, le gonflement des joues et les maux de dents de la mâchoire supérieure. Un œil ou une bouche déviés se produisent lorsqu'ils sont tordus en raison d'une tension musculaire ou de spasmes, qui peuvent être causés par un accident vasculaire cérébral ou la paralysie de Bell.

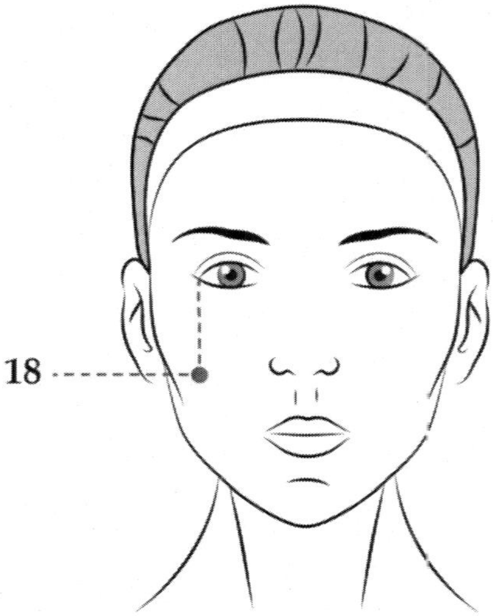

Intestin Grêle

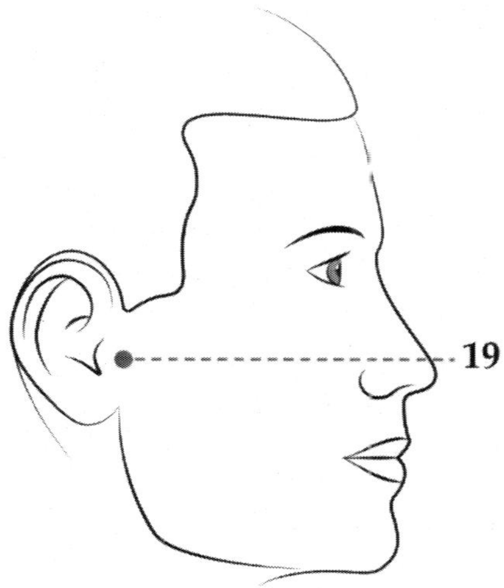

Intestin Grêle

Intestin Grêle 19
Situé devant le tragus de l'oreille et derrière le processus condyloïde de la mâchoire. La dépression est plus évidente lorsque la bouche est ouverte.

Fonctions et Utilisation Courante

- Surdité
- Écoulement de l'oreille
- Otite
- Maux de tête dus à des problèmes d'oreille
- Acouphène
- Traite les oreilles
- Vertiges dus à des problèmes d'oreille

Comme vous pouvez le voir sur l'image, Intestin Grêle 19 est situé devant l'oreille. Il favorise fortement l'amélioration de la circulation dans l'oreille, de sorte que les troubles de l'oreille peuvent être résolus. Tout trouble causé par un blocage de l'oreille bénéficiera d'une amélioration de la circulation dans l'oreille.

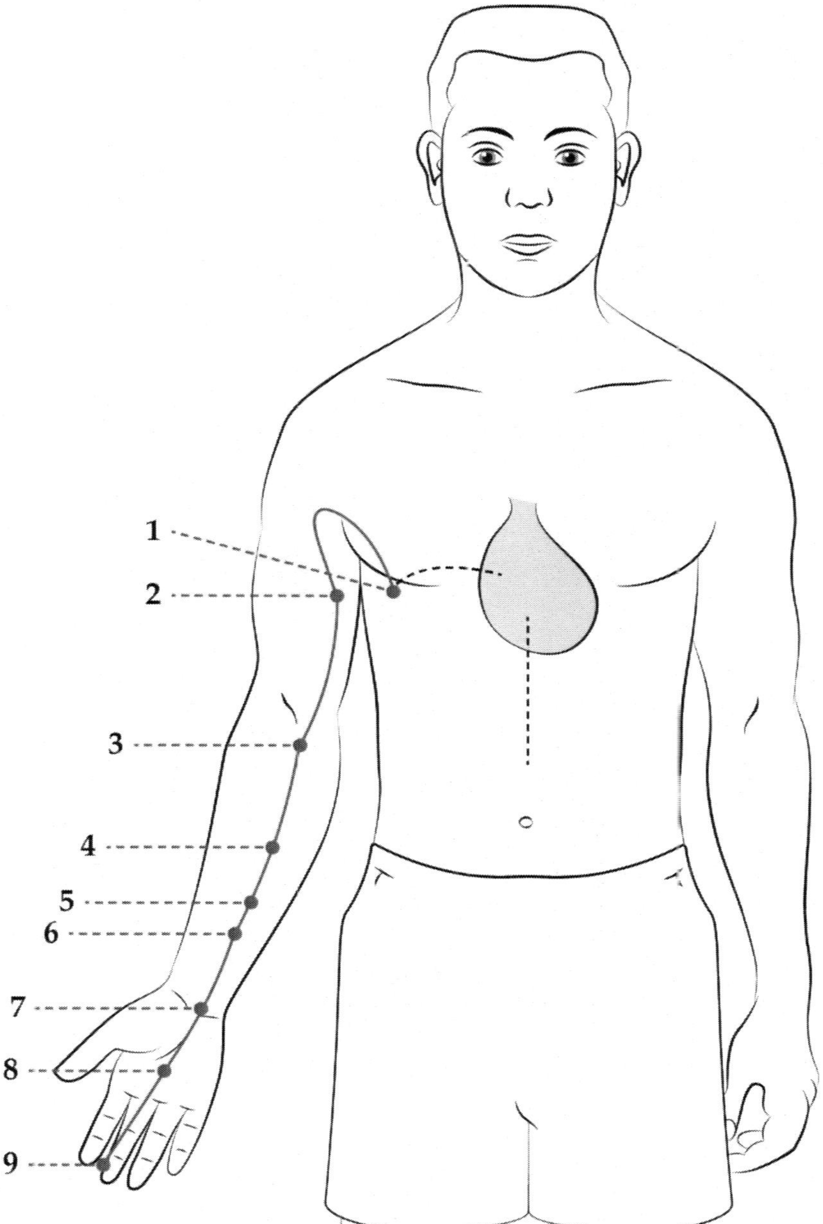

Méridien du Péricarde

Péricarde 1
Dans le quatrième espace intercostal, à 1 cun latéralement au mamelon.

Fonctions et Utilisation Courante
Restaure une circulation saine dans la poitrine, a un effet bénéfique sur le sein.

Péricarde 2
Situé à 2 cun sous le niveau du pli axillaire antérieur, qui est la zone sous le bras, entre les deux têtes des muscles du biceps.

Fonctions et Utilisation Courante
Restaure une bonne circulation dans la poitrine, soulage la douleur poitrinaire.

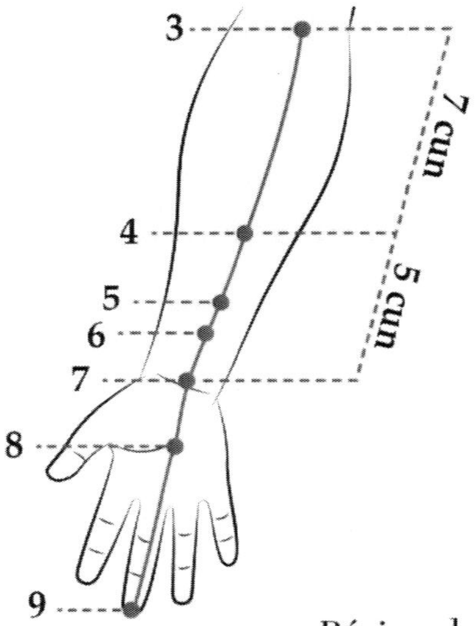

Péricarde

Péricarde 3
Sur le pli du coude, du côté du pouce du tendon du biceps (le côté ulnaire est le côté du petit doigt du bras). Localisez avec le coude légèrement plié.

Fonctions et Utilisation Courante
Régule le Cœur, rétablit la circulation dans la poitrine. Refroidit la chaleur dans le sang, qui traite l'urticaire et la fièvre.

Péricarde 4
Situé à 5 cun au-dessus du pli du poignet, sur la ligne reliant Péricarde 3 et 7, entre les tendons.

Fonctions et Utilisation Courante
Régule le Cœur, calme l'esprit et refroidit la chaleur dans le sang, ce qui peut provoquer une toux sanguinolente.

Péricarde 5
Situé à 3 cun au-dessus du pli du poignet, entre les tendons.

Fonctions et Utilisation Courante
Régule et renforce le Cœur, soulage le Feu du Cœur, calme l'esprit, transforme le flegme dans le cœur. Ce point est indiqué dans les ouvrages classiques pour la manie, l'hystérie et les hallucinations. Ces problèmes mentaux sont toujours soignés via leur cause profonde. Les déséquilibres dans le Cœur provoquent des problèmes mentaux. Lorsque le Cœur est traité, les problèmes émotionnels peuvent être soulagés.

Péricarde 5 est également indiqué pour la salivation causée par un accident vasculaire cérébral. L'acupuncture est très efficace pour encourager tous les aspects de la récupération d'un AVC. Le patient doit recevoir l'acupuncture dès que possible après un AVC. Un fonctionnement général peut souvent être restauré rapidement.

L'acupuncture peut restaurer la fonction nerveuse avant que les muscles ne deviennent flasques. Une fois que les muscles sont devenus flasques, il faut plus de temps pour récupérer, mais l'acupuncture peut encore apporter de nombreux bénéfices. Si les muscles ne sont pas utilisés, ils s'affaiblissent et la récupération nécessite de l'exercice. L'exercice est une parte important de la récupération après un AVC.

Une fois, j'ai traité une personne qui avait eu un accident vasculaire cérébral environ 18 ans avant de recevoir l'acupuncture. Nous avons pu réchauffer sa jambe, qui était restée froide depuis l'AVC. Cela l'a aidé à marcher plus confortablement. Il était heureux de voir une amélioration.

Je suggérerais que les patients qui ont eu un AVC reçoivent une acupuncture quotidienne dès que possible après l'AVC. Je suggérerais même une fréquence de deux fois par jour pendant une semaine.

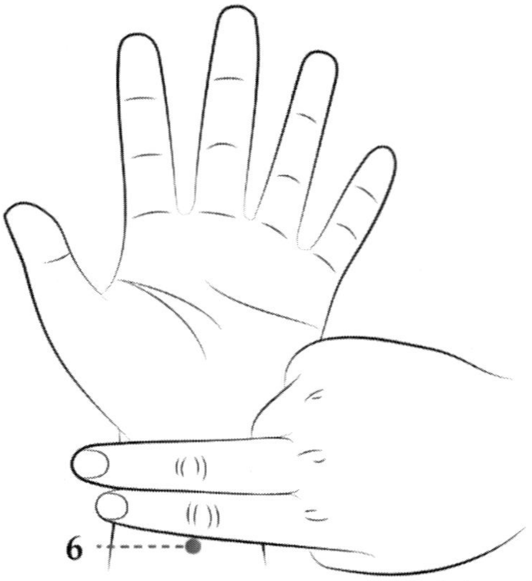

Péricarde 6
Situé à 2 cun au-dessus du pli du poignet, entre les tendons au milieu de l'avant-bras.

Fonctions et Utilisation Courante

- Anxiété, calme l'esprit
- Calme l'estomac
- Accélère et régule la lactation, selon une source
- Feu du Cœur, ce qui provoque des troubles émotionnels
- Palpitations, quand vous sentez votre cœur battre
- Troubles du rythme cardiaque (considérez également Cœur 5)
- Hoquet, ce point détend le diaphragme
- Améliore la circulation thoracique pour traiter la respiration difficile
- Incapacité de parler ou perte de mémoire après un AVC
- Insomnie
- Nausées pendant la grossesse, y compris les nausées matinales
- Palpitations (lorsque vous sentez votre cœur battre)

- Régule le Cœur
- Régule l'estomac pour traiter les nausées et les vomissements
- Soulage les douleurs cardiaques, l'angine de poitrine
- Restaure une bonne circulation dans la poitrine
- Fortifie le Cœur
- Très apaisant émotionnellement, souvent associé à Cœur 7 pour traiter l'anxiété

Ce point régule l'estomac, ainsi que le cœur et toute la poitrine. Il est utilisé pour traiter l'anxiété, l'insomnie, les troubles émotionnels, les douleurs thoraciques, les palpitations et la congestion thoracique.

Notes Cliniques
Ce point est l'un des points les plus importants du corps. L'acupression est très efficace sur ce point, il existe des bracelets pour les femmes enceintes à utiliser pour soulager les nausées matinales en appliquant une légère pression sur ce point toute la journée. Je recommanderais d'alterner les poignets pour ce faire, car les points ne seront plus aussi réactifs s'ils sont continuellement stimulés. Vous pouvez mettre le bracelet sur un bras pour la journée ou selon vos besoins, puis passer à l'autre bras le lendemain. L'acupuncture est très efficace pour traiter les causes des nausées matinales.

Point d'insomnie
L'acupression avec une pastille magnétique est très efficace pour traiter l'insomnie. Placez simplement la pastille magnétique sur le point environ une heure avant le coucher, et retirez-la le matin. Cela vous aidera à vous endormir et à rester endormi toute la nuit.

Péricarde 6 est réputé pour traiter les nausées, quelles qu'en soient les causes. Il régule l'Estomac et ouvre la poitrine pour soulager les douleurs thoraciques. Assurez-vous de consulter des praticiens qualifiés pour toute douleur thoracique. La douleur thoracique peut être causée par de nombreux troubles, notamment des crises cardiaques, une hernie hiatale, un reflux acide et d'autres problèmes digestifs.

Il est parfois difficile de diagnostiquer la cause de la douleur thoracique, car les possibilités sont nombreuses. Avec l'acupression, il n'est pas toujours nécessaire de connaître la cause exacte. Le point Péricarde 6 soulage les douleurs thoraciques, car il régule toute la poitrine. Vous pouvez simplement utiliser les points et permettre à votre corps de s'autoréguler.

Si vous faites une excursion en bateau, vous pouvez poser une pastille magnétique sur Péricarde 6 pour éviter le mal de mer.

Veuillez noter que ce point est situé à 2 cun au-dessus du pli du poignet. Cela correspond à deux doigts. Si vous voyez une image de trois doigts utilisés pour le mesurer, la dernière phalange des trois doigts doit être employée, et non la partie des doigts la plus grande. De nombreuses images sur le web sont incorrectes. Il peut être difficile à mesurer. Vous devez utiliser les doigts du patient pour mesurer. Le poignet et la main doivent être tenus au même niveau, sinon le point sera situé à un endroit différent.

Le moyen le plus simple de localiser Péricarde 6 consiste simplement à utiliser deux doigts au niveau des plus grandes phalanges. Si vous pliez votre main au niveau du poignet, l'emplacement du point sera légèrement décalé. Si vous mesurez correctement le point, marquez-le avec un stylo, puis inclinez votre main vers l'arrière, vous verrez qu'il est à un endroit différent.

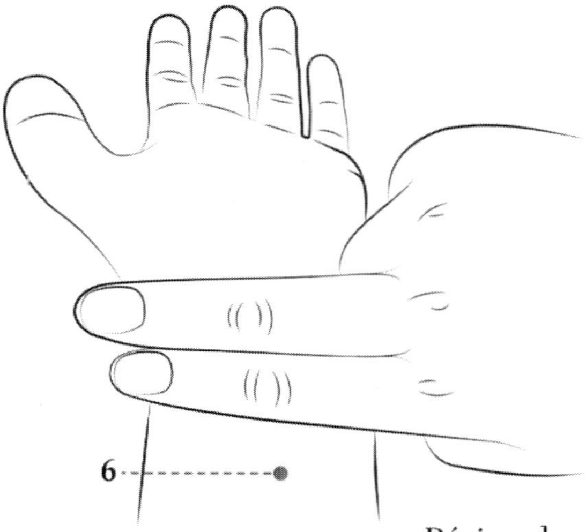

Emplacement incorrect !

Remarquez que le point est trop éloigné du pli du poignet. J'ai fait dessiner cette image car c'est l'erreur la plus courante des patients lorsque je leur montre comment trouver le point. Si vous maintenez votre main au même niveau que votre bras, en évitant de la plier au niveau du poignet, vous localiserez facilement le point.

Péricarde 7
Au milieu du pli du poignet, entre les tendons.

Fonctions et Utilisation Courante
Régule le cœur et l'estomac, traite l'insomnie.

Péricarde 8
Sur la paume, entre le deuxième et le troisième os métacarpien (main). Localisez avec un poing fermé, là où le point se trouve sous la pointe du majeur.

Fonctions et Utilisation Courante
Régule le cœur, soulage le Feu du Cœur, ravive la conscience et libère le cerveau.

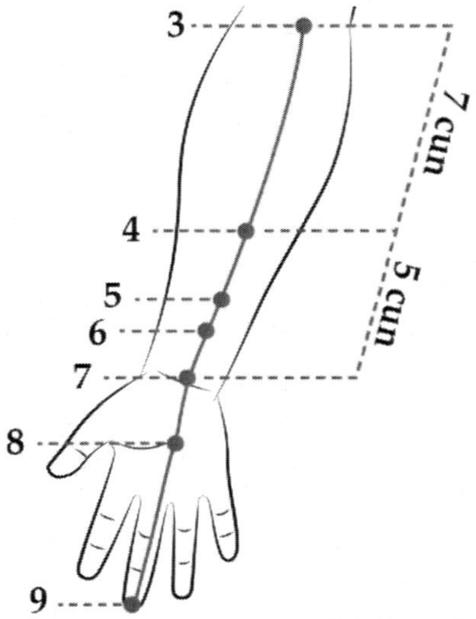

Péricarde

Péricarde 9
Au centre de la pointe du majeur.

Fonctions et Utilisation Courante
Restaure la conscience. Certaines sources disent qu'il est efficace pour restaurer la parole après un AVC.

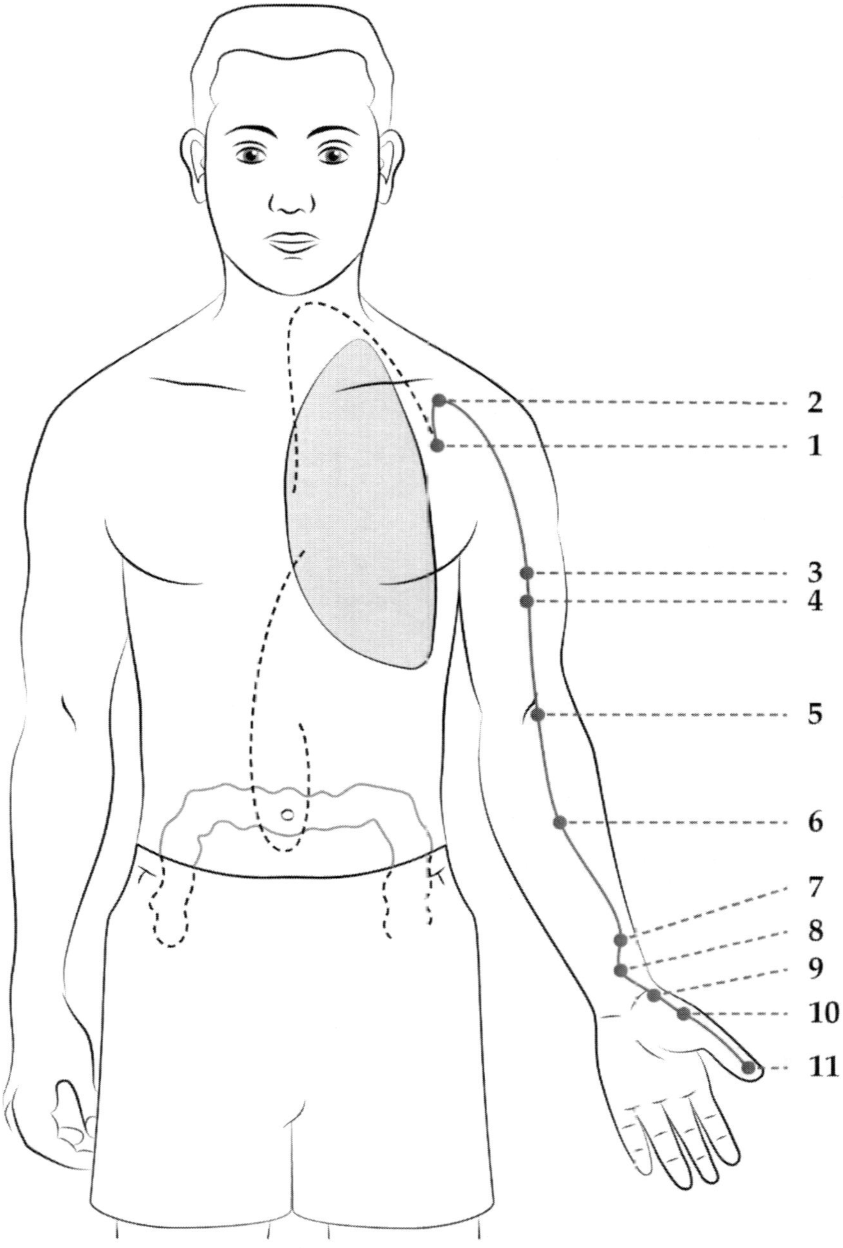

Le Méridien du Poumon

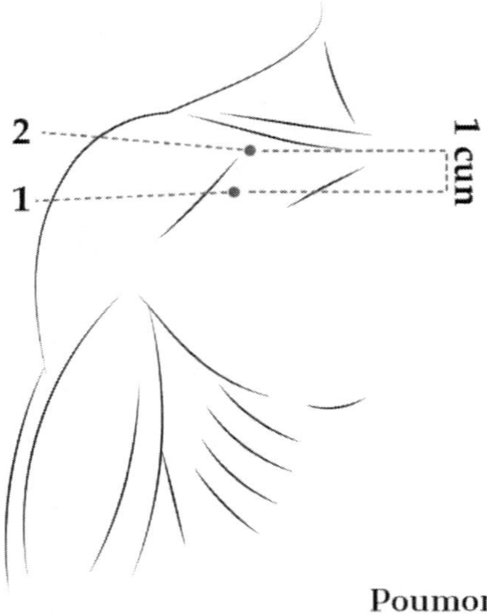

Poumon

Poumon 1
Situé en position latéro-supérieure au sternum sur le côté latéral du premier espace intercostal, à 6 cun latéralement à la ligne médiane.

Fonctions et Utilisation Courante
Poumon 1 régule et renforce les Poumons, soulage la toux, la respiration sifflante et les difficultés respiratoires. Je ne conseille pas l'acupression sur la poitrine ou l'abdomen, à moins qu'elle ne soit effectuée par un Acupuncteur Agréé. Poumon 5, 7 et 9 sont plus souvent utilisés en clinique pour traiter les problèmes pulmonaires.

Poumon 2
Dans la dépression sous l'extrémité acromiale à la clavicule, à 6 cun latéralement à la ligne médiane.

Fonctions et Utilisation Courante
Les aiguilles ne sont généralement pas appliquées sur ce point. Il régule les Poumons.

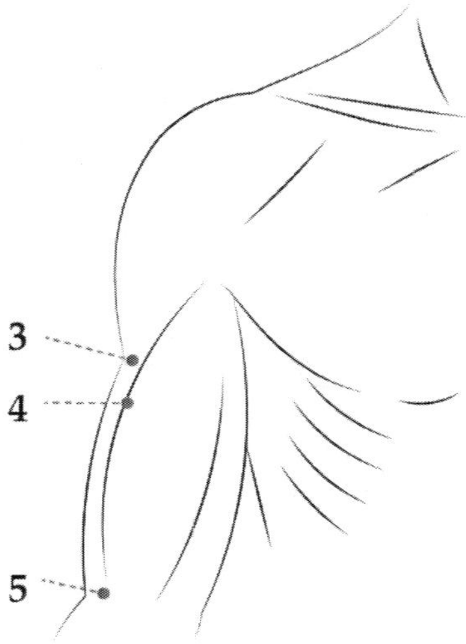

Poumon

Poumon 3
Sur le côté médial du haut du bras, à 3 cun sous l'extrémité du pli axillaire, du côté radial du muscle biceps.

Fonctions et Utilisation Courante
Régule les Poumons.

Poumon 4
Sur le côté médial de la partie supérieure du bras, à 1 cun sous Poumon 3, du côté du pouce du muscle biceps.

Fonctions et Utilisation Courante
Régule les Poumons.

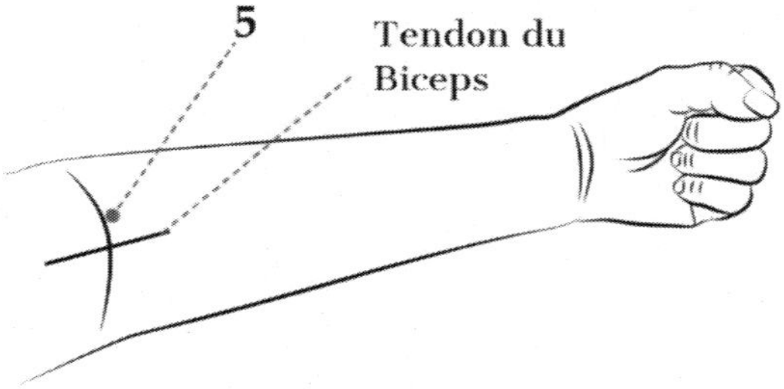

Poumon

Poumon 5
Sur le pli du coude, du côté du pouce du tendon du biceps. Localisez le point avec le coude fléchi. Lorsque vous faites un poing, le tendon devient plus proéminent.

Fonctions et Utilisation Courante

- Bronchite
- Élimine la chaleur des Poumons
- Rhume et grippe
- Toux
- Affections pulmonaires inflammatoires
- Régule la fonction Pulmonaire
- Essoufflement
- Respiration sifflante

Poumon 5 est utilisé pour traiter l'inflammation des poumons. Le soulagement de l'inflammation aidera à atténuer la cause de la production excessive de mucus.

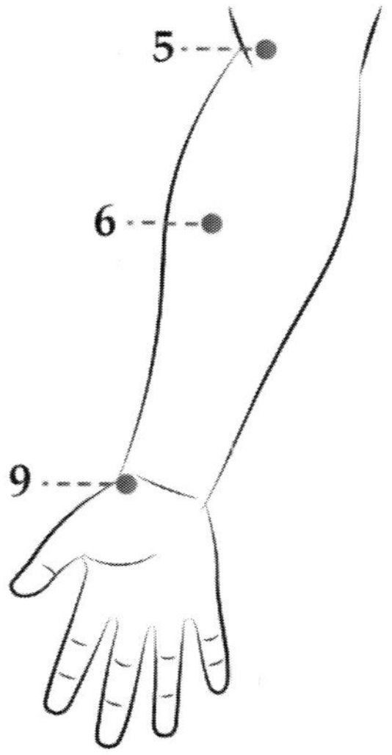

Poumon

Poumon 6

Du côté de la paume de l'avant-bras, sur la ligne joignant Poumon 9 et Poumon 5. Situé à 7 cun au-dessus du pli du poignet et à 5 cun sous le pli du coude.

Fonctions et Utilisation Courante

Régule les Poumons et élimine l'inflammation pulmonaire. Peut être utilisé pour traiter l'asthme, la toux, la toux sanguinolente et le hoquet.

Poumon 7

Au-dessus du processus styloïde du radius, à 1,5 cun au-dessus du pli du poignet. Situé dans la dépression entre les deux tendons au-dessus du poignet. Pour le localiser, placez vos mains l'une sur l'autre comme indiqué sur l'image.

Fonctions et Utilisation Courante

- Bronchite
- Mucus ou mucosités dans les poumons ou les sinus
- Régule et renforce les Poumons

- Arrête la toux - très efficace pour cela, pour tout problème pulmonaire, y compris le rhume et la grippe, les allergies ou l'asthme
- Respiration sifflante

Poumon 7 est un point majeur qui traite la toux, la respiration sifflante et la bronchite avec toux. L'acupuncture et l'acupression peuvent accélérer la guérison du rhume et de la grippe en stimulant le système immunitaire et en résolvant la production de mucus. Un arrêt de la toux dans les minutes qui suivent l'acupuncture sur Poumon 7 est fréquent. Pour le rhume et la grippe, traitez Gros Intestin 4 et 11, Estomac 36 et 40. Je recommanderais un traitement au moins toutes les deux heures. L'acupression est très efficace sur ce point.

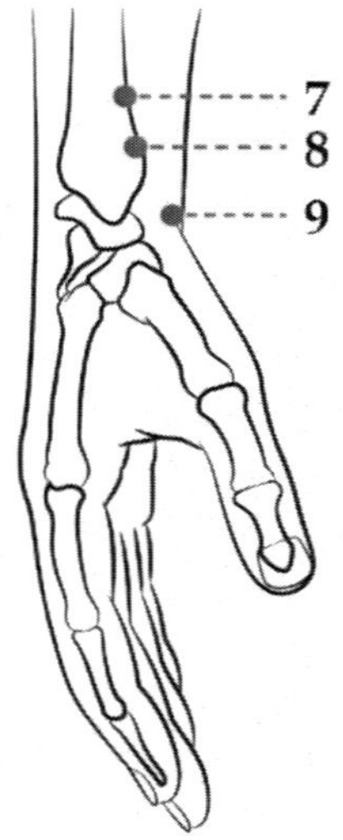

Poumon

Poumon 8

Situé à 1 cun au-dessus du pli du poignet, dans la dépression du côté latéral de l'artère radiale.

Fonctions et Utilisation Courante

Régule les poumons pour traiter la toux et la respiration sifflante.

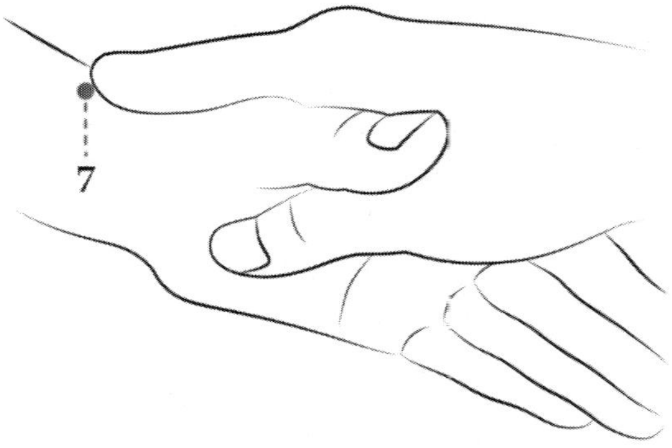

Poumon

Poumon 9
Du côté du pouce du pli du poignet, dans la dépression du côté latéral de l'artère radiale.

Fonctions et Utilisation Courante
Ce point renforce les poumons et résout le mucus dans les poumons. Il régule la fonction pulmonaire pour traiter la toux, l'asthme, la respiration sifflante et les difficultés respiratoires.

Poumon 10
Sur le côté radial (pouce) du premier os métacarpien (main), à la jonction de la peau rouge et blanche.

Fonctions et Utilisation Courante
Élimine la chaleur dans les poumons, qui est une inflammation. Humidifie une gorge sèche pour traiter les maux de gorge, l'enrouement et la perte de voix.

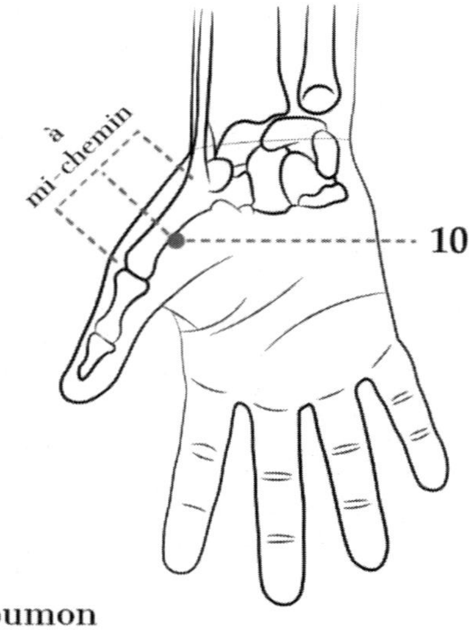

Poumon

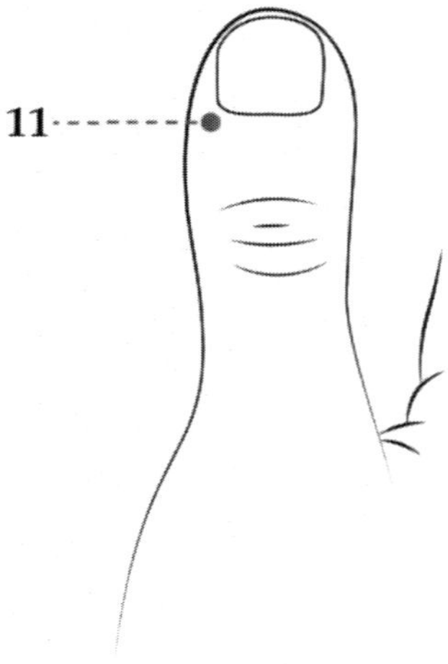

Poumon

Poumon 11
Sur le côté radial du pouce, à 0,1 cun postérieur au coin de l'ongle.

Fonctions et Utilisation Courante
Élimine le Feu des Poumons (inflammation intense), traite le rhume et la grippe, réveille la conscience.

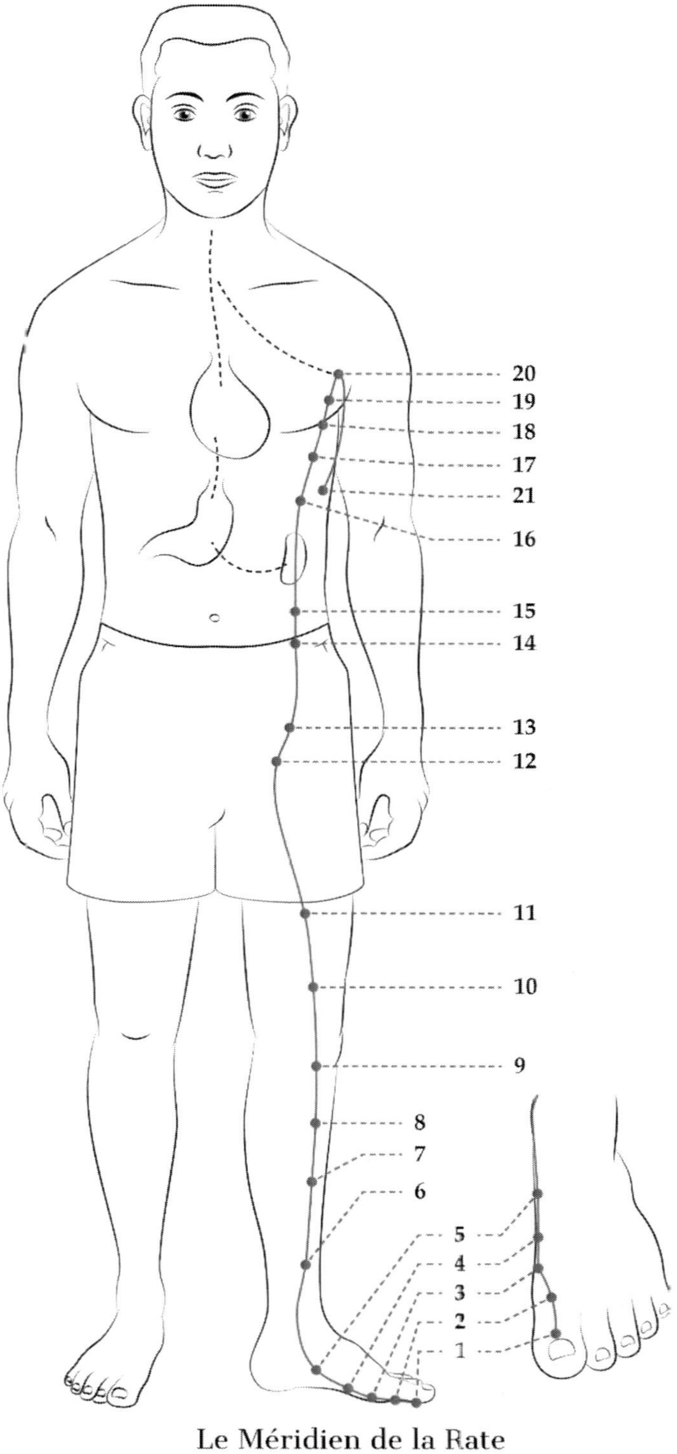

Le Méridien de la Rate

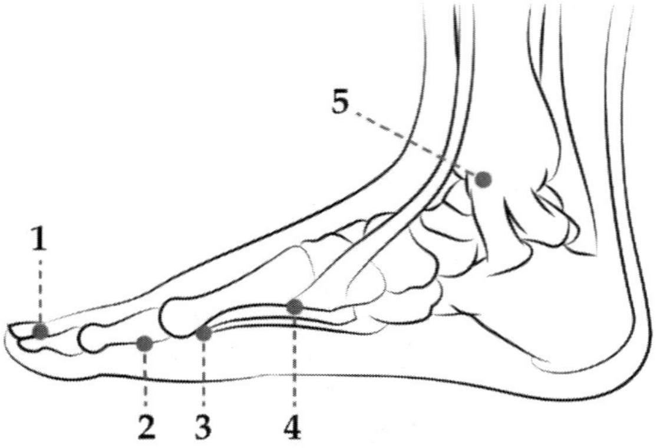

Rate

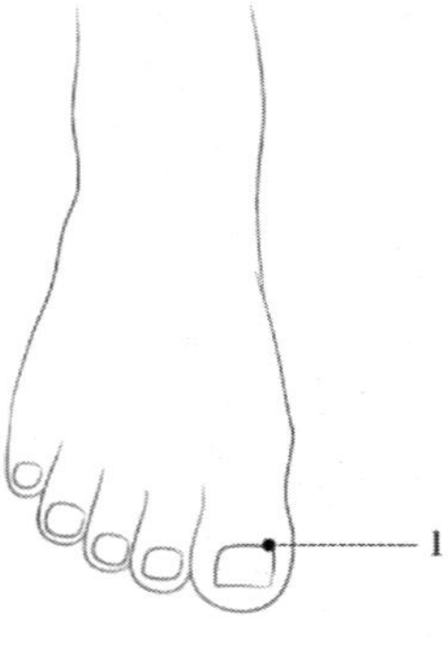

Rate

Rate 1
Situé à 0,1 cun du coin de l'ongle du gros orteil.

Fonctions et Utilisation Courante
Arrête le saignement, rétablit la conscience. Peut être utilisé pour traiter les saignements utérins et nasaux, les selles sanglantes et les vomissements sanguinolents. Contrôle la Rate pour réguler le Sang. Il traite les troubles de la coagulation.

Rate 2
Situé sur le côté médial du gros orteil, à la jonction de la peau rouge et blanche, dans la dépression entre les os de l'orteil et du pied.

Fonctions et Utilisation Courante

Régule la rate, résout les troubles digestifs tels que la distension abdominale, les éructations et l'oppression thoracique causées par des problèmes digestifs.

Rate 3

Situé sous la tête du premier os du pied, près du gros orteil.

Fonctions et Utilisation Courante

- Distension abdominale
- Œdème
- Fatigue
- Améliore la digestion
- Nausées
- Renforce et régule la Rate et l'Estomac
- Orteils douloureux
- Vomissements

Rate 3 améliore la digestion et traite l'œdème, qui est la rétention d'un excès de liquide. Il augmente les niveaux d'énergie en améliorant la digestion et la capacité à éliminer l'excès de liquide dans le corps qui peut causer de la fatigue.

Rate 4

Situé dans la dépression sous la base du premier os du pied, à la jonction de la peau rouge et blanche.

Fonctions et Utilisation Courante

Renforce et régule la Rate et l'Estomac pour une meilleure digestion. Régule la digestion pour traiter l'indigestion et les vomissements. Régule la menstruation et traite l'endométriose et les nausées matinales. Transforme l'humidité pour traiter l'œdème ou la rétention d'un excès de liquide.

Rate 5
À l'intérieur de la cheville, sous la malléole médiale. Situé à mi-chemin entre la tubérosité de l'os naviculaire et la pointe de la malléole médiale.

Fonctions et Utilisation Courante
Régule et renforce la Rate et l'Estomac pour traiter une mauvaise digestion, la jaunisse, la gastrite et la fatigue. Peut être utilisé pour soigner les douleurs aux chevilles et aux pieds. Il est également indiqué pour la raideur de la langue.

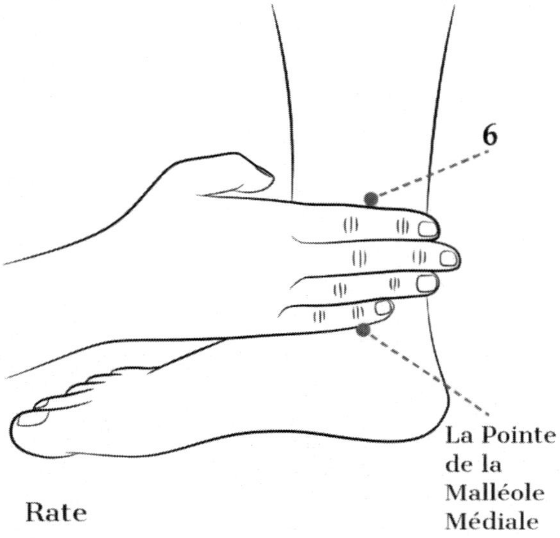

Rate 6
Situé à l'intérieur de la jambe, à 3 cun au-dessus de la pointe de la malléole médiale, derrière l'os du tibia. Localisez-le avec votre main entière sur la pointe de l'os de la cheville. Vous pouvez facilement localiser le point en appuyant sur cette zone pour trouver l'arrière de l'os.

Fonctions et Utilisation Courante
- Distension abdominale, ballonnements dans l'abdomen
- Aménorrhée - absence de menstruation
- Anémie, carence sanguine en médecine chinoise
- Anxiété
- Équilibre les hormones
- Vision trouble due à une carence en Sang

- Calme l'esprit
- Vertiges dus à une carence en Sang
- Œdème ou rétention d'un excès de liquide
- Paralysie du pied
- Douleur génitale
- Maux de tête
- Hernie
- Hypertension artérielle causée par une insuffisance rénale
- Impuissance
- Incontinence (à associer à Rein 3, 6, 7)
- Infertilité
- Insomnie
- Déclenchement du travail, ce point ne doit pas être utilisé pendant la grossesse en raison de son effet possible sur le déclenchement du travail
- Nourrit le Sang et le Yin
- Miction douloureuse
- Favorise la miction, amène le corps à excréter l'excès de liquide
- Régule la menstruation
- Régule le sang lorsqu'il stagne ou que la circulation sanguine est altérée
- Régule le Foie
- Soulage la douleur au méridien de la Rate
- Maladies de la peau, refroidit le Sang pour traiter les problèmes de peau comme l'eczéma et l'urticaire
- Renforce les Reins
- Renforce la Rate et l'Estomac
- Stress
- Rétention d'urine, incapacité à uriner
- Prolapsus utérin

Comme vous pouvez le voir sur cette liste de fonctions et d'indications, on peut presque dire qu'en cas de doute, la Rate 6 devrait être traitée. Les éléments-clés à considérer sont que ce point régule et renforce la Rate, l'Estomac, les Reins et le Foie ; qu'il soigne les affections issues d’un déséquilibre de ces organes. Je dirais qu'il est rare qu'un patient ne bénéficie pas du traitement de ce point. Il est très calmant et il agit sur la cause sous-jacente de l'insomnie.

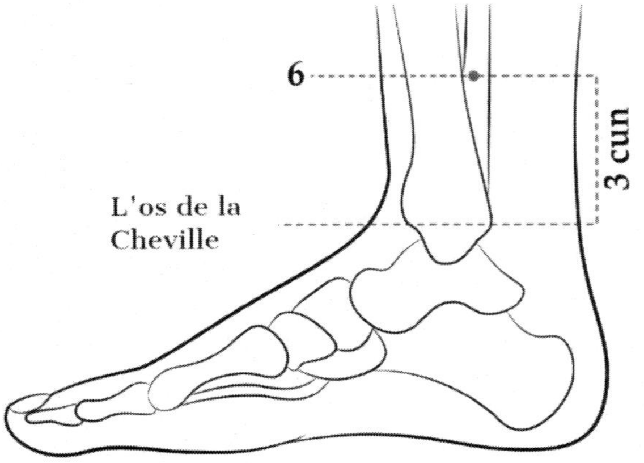

Rate

Rate 6 renforce la rate pour encourager le corps à se débarrasser de l'excès de liquide qui a tendance à s'accumuler autour des chevilles et sur les pieds. Pour tester la présence d'un œdème, appuyez fermement sur une zone pendant environ une minute. S'il y a une indentation lorsque vous cessez d'appuyer, c'est un signe que vous retenez du liquide. Les gens ne remarquent souvent pas qu'ils ont ce problème. L'acupuncture est très efficace pour résoudre l'excès de liquide. Si votre doigt laisse une indentation, cela s'appelle un « œdème à godet ». Il y a un « godet », ou fosse, là où vous avez appuyé.

Rate 7
Situé à 3 cun au-dessus de Rate 6, derrière la crête de l'os du tibia.

Fonctions et Utilisation Courante
Peut être utilisé pour traiter l'engourdissement et la douleur du genou et de la jambe, ainsi que le gonflement des chevilles. Il tonifie la Rate pour résoudre l'œdème.

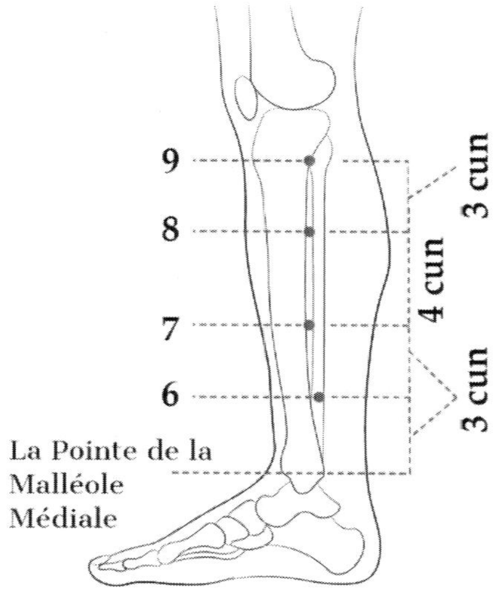

Rate

Rate 8
Situé à 3 cun sous Rate 9, derrière la crête de l'os du tibia.

Fonctions et Utilisation Courante

- Régule le cycle menstruel
- Renforce la Rate
- Régule l'utérus
- Régule le Sang
- Crampes menstruelles

Ce point peut être utilisé pour traiter les saignements utérins anormaux. Il est également utilisé pour traiter les cycles menstruels douloureux ou irréguliers. Les problèmes menstruels peuvent être causés par un « sang stagnant » dans l'utérus. Cela signifie que le sang ne circule pas correctement. Ce point régule le sang dans l'utérus pour aider à résoudre les problèmes menstruels.

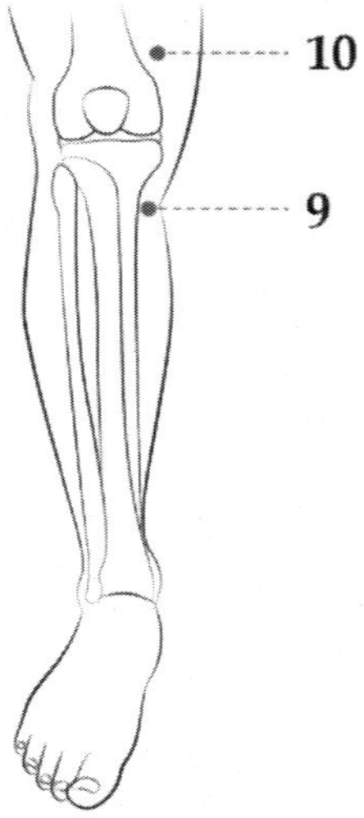

Rate

Rate 9
Situé dans la dépression du genou qui se trouve à l'extrémité de l'os du tibia.

Fonctions et Utilisation Courante

- Douleurs abdominales
- Œdème
- Douleur génitale
- Douleur du genou
- Régule l'Estomac
- Renforce la Rate

Ce point est le point numéro un utilisé pour traiter l'œdème ou l'excès de liquide n'importe où dans le corps. Il encourage le corps à expulser l'excès de liquide.

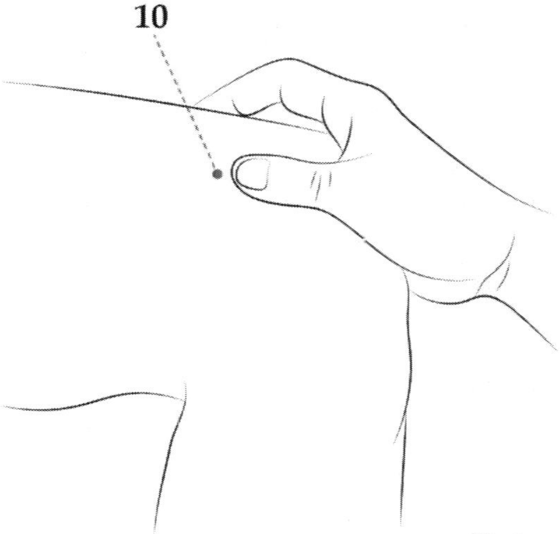

Rate 10
Situé à 2 cun du bord supérieur de la rotule. Vous pouvez localiser ce point en plaçant votre main sur la rotule. Le point est situé au bout de votre pouce, à l'intérieur de la jambe.

Fonctions et Utilisation Courante

- Affections du Sang
- Refroidit la Chaleur dans le Sang
- Eczéma
- Démangeaisons ou douleurs génitales
- Urticaire
- Cycle menstruel irrégulier
- Démangeaisons n'importe où sur le corps
- Douleur du genou
- Règles douloureuses
- Régule la circulation du Sang
- Régule le Qi de la Rate
- Troubles cutanés impliquant la chaleur ou l'inflammation

Ce point s'appelle la « Mer du Sang ». Il régule la circulation du sang C'est également un point de refroidissement, ce qui signifie qu'il élimine les troubles qui impliquent une inflammation, en particulier au niveau de la peau. Il est également utilisé pour traiter les douleurs au genou, dans lequel il rétablit une circulation sanguine saine. Les méridiens de l'Estomac et de la Rate sont souvent utilisés pour soigner la douleur au genou, car le méridien de la Rate est situé à l'intérieur de la jambe et le méridien de l'Estomac à l'extérieur de la jambe. L'utilisation de ces deux méridiens favorisera une circulation sanguine saine dans le genou.

Rate 11
Situé à 6 cun au-dessus de la Rate 10.

Fonctions et Utilisation Courante
Ce point peut être utilisé pour réguler la miction afin de traiter l'incontinence ou la miction douloureuse.

Rate 12
Situé à 3,5 cun latéralement à la ligne médiane, au Ren 2.

Fonctions et Utilisation Courante
Ce point peut être utilisé pour traiter les douleurs abdominales. Ce point est situé près des organes génitaux et est peu souvent employé.

Rate 13
Situé à 0,7 cun au-dessus de Rate 12, à 4 cun latéralement à la ligne médiane.

Fonctions et Utilisation Courante
Il pourrait être employé pour traiter les douleurs abdominales, mais il est rarement utilisé car il est proche des organes génitaux.

Rate 14
Situé à 1,3 cun sous Rate 15, à 4 cun latéralement à la ligne médiane.

Fonctions et Utilisation Courante
Il pourrait être employé pour traiter la douleur au nombril, mais il est peu utilisé.

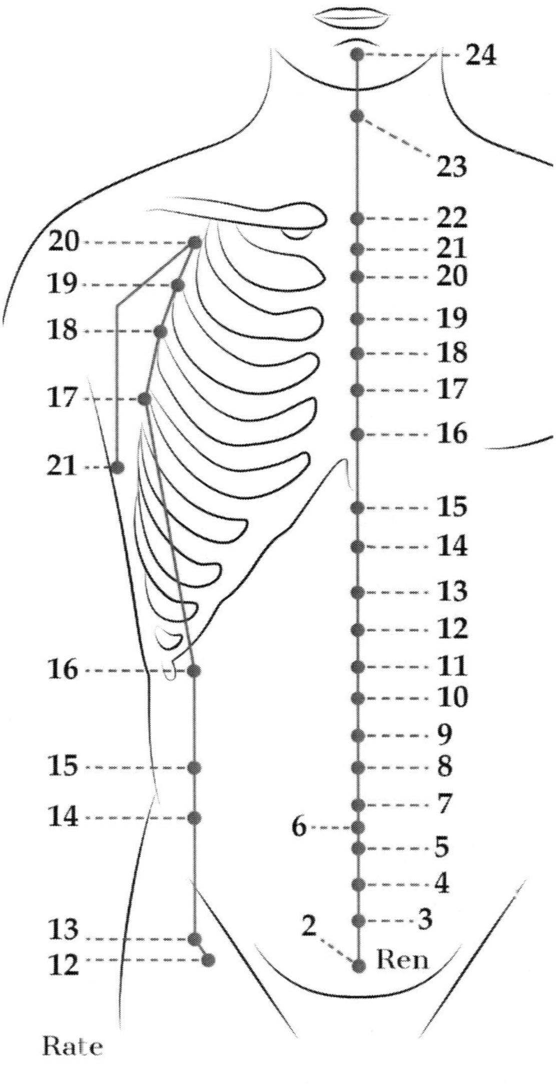
24
23
22
21
20
19
18
17
16
15
14
13
12
11
10
9
8
7
6
5
4
3
2
Ren
20
19
18
17
21
16
15
14
13
12
Rate

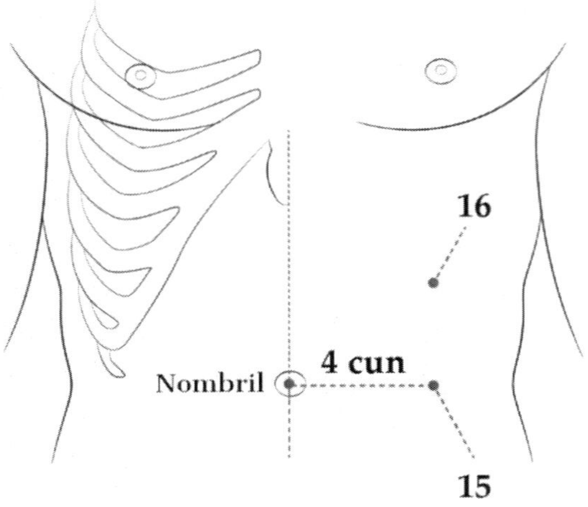

Rate

Rate 15
Situé au niveau du nombril, à 4 cun latéralement à la ligne médiane.

Fonctions et Utilisation Courante

- Douleurs abdominales
- Constipation
- Incontinence des matières fécales
- Régule les intestins
- Humidifie les intestins

Ce point est utilisé pour réguler les intestins. Il traite la constipation et peut être associé à d'autres points de constipation tels que Gros Intestin 11. Il rétablit la fonction intestinale normale.

L'expression « humidifie les intestins » signifie qu'elle peut également traiter la constipation tenace, lorsque les selles se sont desséchées. Plus vous restez longtemps sans aller à la selle, plus les selles deviennent sèches. Rate 15 et Gros Intestin 11 sont efficaces pour stimuler le Gros Intestin ou le côlon afin qu'ils se vident. L'acupression fonctionne avec succès sur ces deux points.

L'incontinence fécale se produit lorsque vous ne pouvez pas contrôler vos intestins. Il existe deux types d'incontinence, urinaire ou fécale. Soigner vos reins via Rein 3, 6 et 7 traitera l'incontinence urinaire. Estomac 36 et Rate 15 agiront sur l'incontinence fécale. Ces troubles sont plus fréquents chez les personnes âgées, car l'énergie de votre corps diminue naturellement.

Vous pouvez éviter l'incontinence en faisant de l'acupuncture pour que tout fonctionne correctement. Je suggérerais également des toniques rénaux chinois comme le *Cordyceps*. Votre acupuncteur aura des herbes toniques Rénales beaucoup plus fortes, mais le *Cordyceps* peut être acheté en vente libre pour renforcer les reins. Il soulagera également la fatigue.

Rate 16
Situé à 3 cun au-dessus de Rate 15, sur l'abdomen, à 6 cun latéralement à la ligne médiane.

Fonctions et Utilisation Courante
Régule les intestins pour traiter les douleurs abdominales.

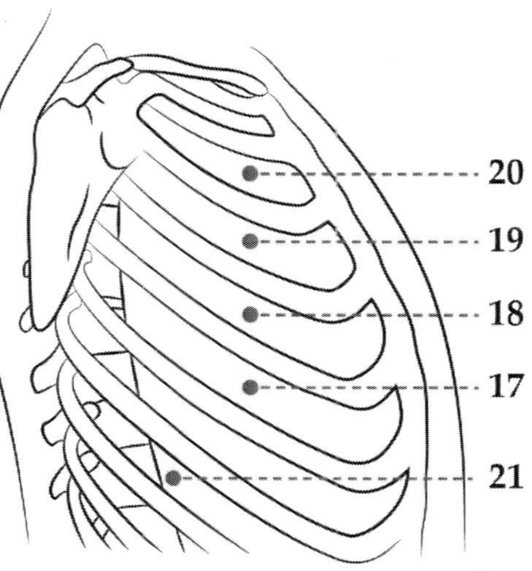

Rate

Rate 17

Situé dans le cinquième espace intercostal, à 6 cun latéralement à la ligne médiane. Les espaces intercostaux sont les zones situées entre les os des côtes.

Fonctions et Utilisation Courante

Peut être utilisé pour améliorer la digestion, mais il est peu employé.

Rate 18

Dans le quatrième espace intercostal, à 6 cun latéralement à la ligne médiane.

Fonctions et Utilisation Courante

Ce point soigne une lactation insuffisante.

Rate 19

Dans le troisième espace intercostal, 6 cun latéralement à la ligne médiane.

Fonctions et Utilisation Courante

Ce point pourrait être sollicité pour améliorer la circulation thoracique, mais il est peu utilisé.

Rate 20

Dans le troisième espace intercostal, à 6 cun latéralement à la ligne médiane.

Fonctions et Utilisation Courante

Ce point pourrait être utilisé pour traiter la distension thoracique, mais il est peu employé en raison de son emplacement entre les côtes.

Rate 21

Dans le septième espace intercostal, dans la ligne axillaire médiane.

Fonctions et Utilisation Courante

Régule la circulation dans la poitrine.

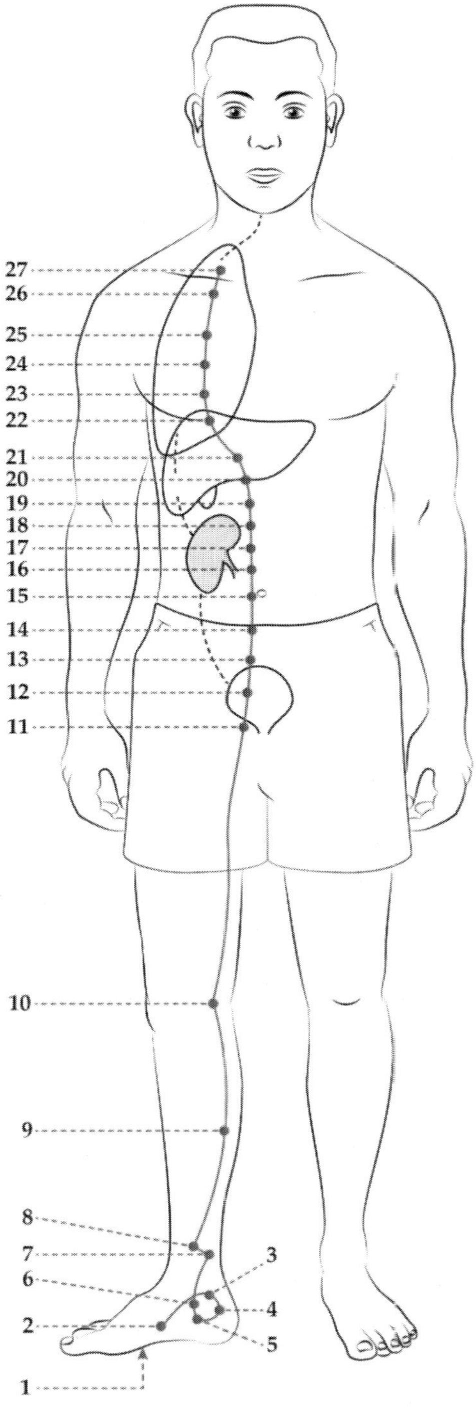

Le Meridien du Rein

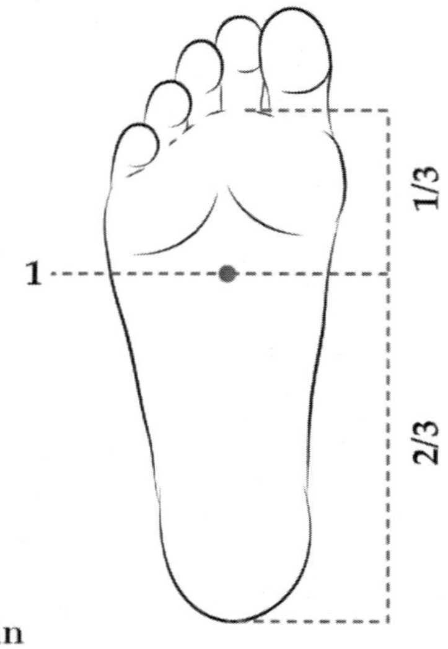

Rein

Rein 1
Situé sur la plante du pied dans la dépression réalisée lorsque le pied est fléchi, au 1/3 supérieur de la plante.

Fonctions et Utilisation Courante
Calme l'esprit et ravive la conscience. Traite l'anxiété, l'insomnie et les maux de tête. Ce point est utilisé pour réduire les excès d'énergie dans la tête, et est donc très relaxant.

Rein 2
Situé devant et sous la malléole médiale, dans la dépression sous la tubérosité osseuse naviculaire.

Fonctions et Utilisation Courante
Renforce les reins, élimine la chaleur et le feu. Rein 2 peut être utilisé pour traiter le prolapsus utérin et les démangeaisons génitales.

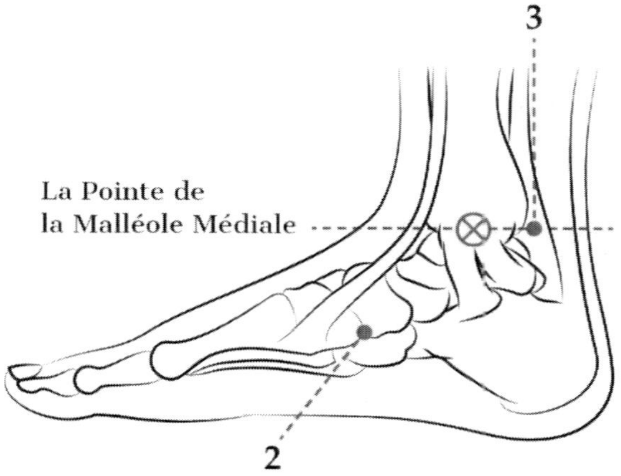

Rein

Rein 3
Dans la dépression entre la malléole médiale (qui est l'os de la cheville) et l'arrière de la jambe. Localisez le point à mi-chemin entre la pointe de la malléole médiale et l'arrière de la jambe.

Fonctions et Utilisation Courante

- Asthme
- Surdité
- Fatigue due à une faiblesse rénale
- Besoin fréquent d'uriner
- Douleur dans le talon
- Incontinence
- Insomnie
- Problèmes de mémoire
- Renforce le Yang du Rein, associé aux problèmes de miction
- Renforce le bas du dos et les genoux, aide à soulager les maux de dos et la faiblesse des genoux
- Renforce fortement les reins
- Acouphène
- Besoin urgent d'uriner
- Respiration sifflante

Rein 3 est le point le plus important du méridien du Rein. Il est utilisé pour traiter tout type de problème rénal, y compris les mictions fréquentes ou urgentes, l'incontinence, le réveil nocturne pour uriner, et il calme le fœtus. Il peut être utilisé pour soigner les troubles de l'oreille comme la surdité, les acouphènes ainsi que les calculs rénaux. Il peut également agir sur l'insomnie causée par une faiblesse rénale.

Notes Cliniques

En médecine chinoise, les reins sont la base de la santé. Si vous réussissez à maintenir la force et la santé de vos reins, vous vivrez plus longtemps et serez en meilleure santé. Les reins sont également l'un des éléments dont l'impact sur votre niveau d'énergie est le plus important. La fatigue peut être causée par des reins faibles. J'aime associer ce point à Rein 7 et Rein 6 pour un effet plus fort.

J'ai utilisé cette combinaison en trois points, Rein 3, 6 et 7, pour traiter un patient qui était sous dialyse rénale. Après quelques semaines de traitement, elle n'avait plus besoin de dialyse. Ces points renforçaient suffisamment ses reins pour qu'ils puissent fonctionner seuls. Je ne prétendrais jamais pouvoir guérir une maladie rénale avec ces points, mais dans son cas, elle a pu interrompre sa dialyse rénale, alors qu'elle suivait ce traitement pendant plusieurs années.

La dialyse rénale filtre le sang. Elle est nécessaire lorsque les reins sont trop faibles pour réussir un filtrage sanguin suffisant. Si vous renforcez les Reins avec l'acupuncture, le fonctionnement des reins est amélioré. L'acupression peut être utile dans ce contexte. L'acupuncture a une action beaucoup plus forte, mais l'acupression peut être bénéfique pour vos reins sur les points Rein 3, 6 et 7.

J'ai également utilisé Rein 3, 6 et 7 sur une autre patiente qui avait des problèmes rénaux. On lui avait dit que sa fonction rénale diminuait, probablement en raison d'une réaction à un antibiotique. Son médecin lui a dit qu'il était possible qu'elle ait à subir des dialyses. Grâce à des séances hebdomadaires d'acupuncture, elle a pu rétablir sa santé rénale et n'a pas eu besoin d'aller en dialyse.

L'effet des points rénaux sur les émotions est un autre point à considérer. Les reins sont associés à la pulsion et à la volonté. Si vos reins sont faibles, vous souffrirez de fatigue et votre volonté d'aller de l'avant sera réduite. Les herbes chinoises sont très efficaces pour restaurer rapidement la fonction émotionnelle des reins en cas d'insuffisance rénale sévère. Des reins faibles peuvent également provoquer une sensation générale de froid, ainsi que des bouffées de chaleur.

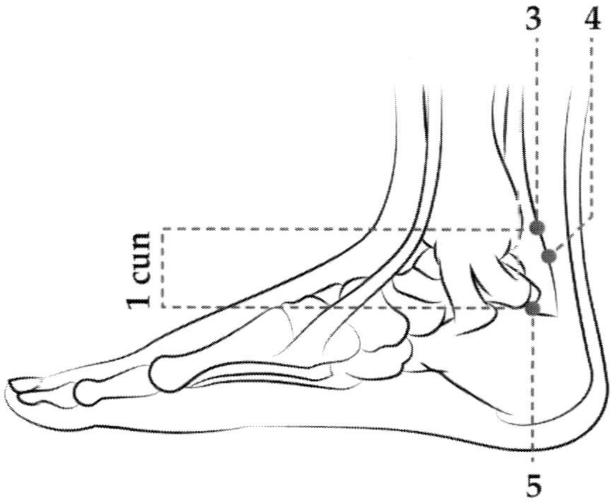

Rein

Rein 4

Situé sous et derrière la malléole médiale, près du tendon calcanéen.

Fonctions et Utilisation Courante

- Asthme
- Calme l'esprit
- Fatigue chronique
- Constipation
- Démence, libère le cerveau
- Bouche sèche
- Douleur dans le talon
- Bouffées de chaleur
- Douleurs lombaires

- Manie et autres déséquilibres émotionnels
- Miction douloureuse
- Palpitations
- Renforce les reins
- Difficultés de déglutition
- Volonté, renforce la motivation

Rein 4 est très apaisant et améliore également les problèmes émotionnels tels que la volonté. En médecine chinoise, des reins solides sont indispensables pour avoir des niveaux d'énergie sains, ainsi que la motivation et la ténacité nécessaires pour avancer dans la vie. R 4 calme l'esprit et libère le cerveau. Il peut être utilisé pour la fatigue chronique, les douleurs au talon, la toux, la respiration difficile et les douleurs lombaires causées par une faiblesse rénale. Dans la théorie de la médecine chinoise, les Reins sont impliqués dans certains problèmes respiratoires.

Rein 5
Situé à 1 cun sous Rein 3.

Fonctions et Utilisation Courante
Renforce les reins, régule la vessie et les menstruations. Il peut être utilisé pour la vision trouble, les règles irrégulières ou douloureuses, le prolapsus utérin, les mictions douloureuses ou fréquentes.

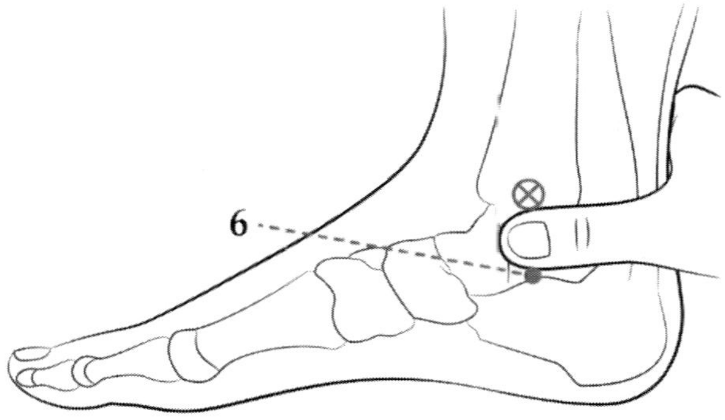

Rein

Rein 6
Dans la dépression du bord inférieur de la malléole médiale, à 1 cun sous la malléole médiale, ou os interne de la cheville.

Fonctions et Utilisation Courante

- Asthme
- Calme l'esprit
- Constipation
- Problèmes urinaires (débordement)
- Œdème
- Accélère le travail, ne pas utiliser pendant la grossesse
- Besoin fréquent d'uriner
- Bouffées de chaleur
- Insomnie
- Cycle menstruel irrégulier
- Humidifie la gorge
- Hypersomnie
- Maux de gorge
- Renforce les reins
- Prolapsus utérin

Rein 6 peut être utilisé pour une gorge sèche ou douloureuse. Très calmant, c'est un point majeur contre l'insomnie. Il traite également les problèmes urinaires tels que les mictions fréquentes et l'incontinence.

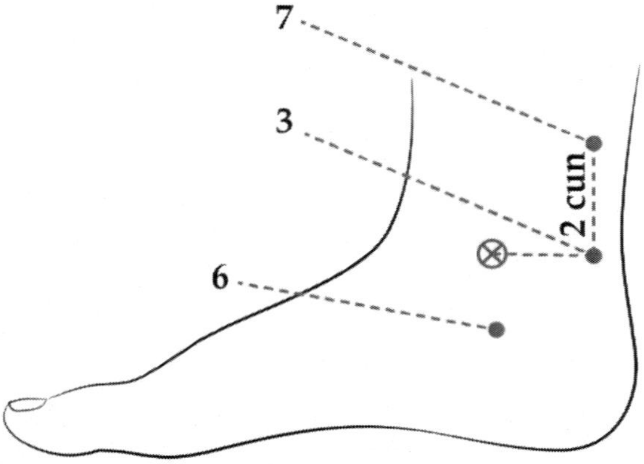

Rein

Rein 7
Situé à 2 cun au-dessus du Rein 3.

Fonctions et Utilisation Courante

- Bouche sèche
- Œdème (rétention anormale de liquide provoquant un gonflement, souvent au niveau des chevilles et des pieds)
- Douleur au pied
- Mictions fréquentes dues à une faiblesse Rénale
- Incontinence
- Douleurs lombaires
- Néphrite
- Sueurs nocturnes
- Régule la transpiration
- Régule la vessie
- Régule la miction
- Renforce les reins

Rein 7 est un point majeur pour soigner tous les aspects des reins. Il est particulièrement utile pour traiter l'incontinence, bien que les herbes chinoises soient également très importantes pour cela. L'œdème est causé par l'incapacité de votre corps à se débarrasser de liquides. Vous pouvez vous tester en appuyant fermement sur votre cheville pendant 30 secondes. S'il reste une dépression après avoir retiré votre doigt, c'est le signe que vous retenez du liquide. C'est le signe que quelque chose ne fonctionne pas correctement. Il est très important de traiter cela. La médecine chinoise peut traiter la cause profonde de ce problème.

Rein 7 est particulièrement utilisé pour traiter les problèmes urinaires, notamment les mictions douloureuses et la néphrite.

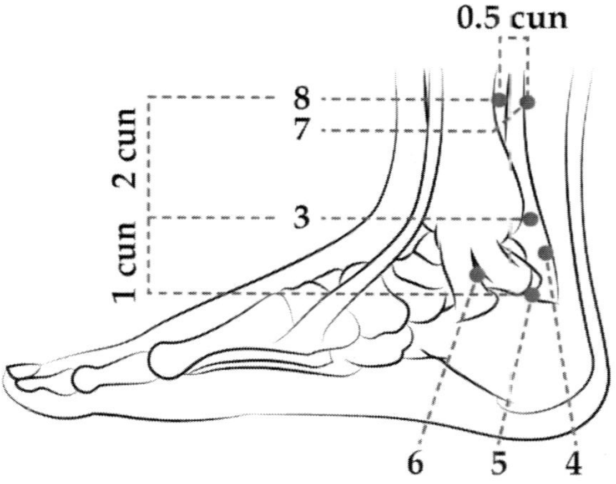

Rein

Rein 8
Situé à un demi cun devant Rein 7 et à 2 cun au-dessus du Rein 3.

Fonctions et Utilisation Courante
Rein 8 renforce les reins, régule les menstruations, arrête les saignements utérins anormaux et traite également le prolapsus utérin, ainsi que la douleur et le gonflement des testicules.

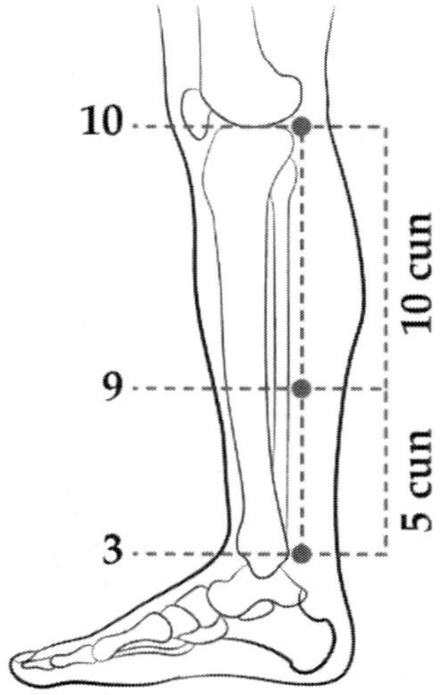

Rein

Rein 9

Situé à 5 cun directement au-dessus du Rein 3, à l'extrémité inférieure du muscle gastrocnémien.

Fonctions et Utilisation Courante

Renforce les reins et calme l'esprit. Il peut être utilisé pour traiter les troubles émotionnels tels que la maniaco-dépression et la manie, bien qu'il ne soit pas souvent employé à cette fin. Il soigne également les douleurs sur la voûte plantaire interne du pied.

Rein 10

Fléchissez le genou pour le localiser ; ce point se trouve à l'intérieur de la jambe, à l'‘extrémité du pli du genou.

Fonctions et Utilisation Courante

Renforce les reins et élimine la chaleur. Peut être employé pour traiter les douleurs génitales, les démangeaisons et les douleurs au genou.

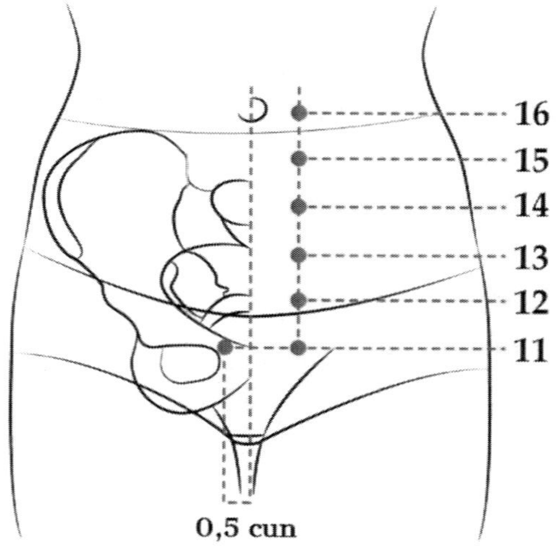

Rein

Rein 11
Situé à 5 cun sous le nombril, sur le bord supérieur de l'os pubien, à un demi cun latéralement au Ren 2.

Fonctions et Utilisation Courante
Il n'est pas souvent utilisé en raison de son emplacement dans la région de l'aine, mais il pourrait être employé pour traiter le prolapsus utérin et les troubles urinaires.

Rein 12
Situé à 4 cun sous le nombril, à un demi cun latéralement au Ren 3.

Fonctions et Utilisation Courante
Il n'est pas souvent utilisé en raison de son 'emplacement dans la région de l'aine, mais il pourrait être employé pour soigner les problèmes génitaux.

Rein 13
Situé à 3 cun sous le nombril, à un demi cun latéralement au Ren 4.

Fonctions et Utilisation Courante

Régule le bas de l'abdomen. Pourrait être utilisé pour traiter les menstruations irrégulières et les mictions difficiles.

Rein 14

Situé à 2 cun sous le nombril, à un demi cun latéralement au Ren 5.

Fonctions et Utilisation Courante

Traite le bas-ventre, les saignements utérins, les règles irrégulières, les douleurs abdominales et la distension.

Rein 15

Situé à 1 cun sous le nombril, à un demi cun latéralement au Ren 7.

Fonctions et Utilisation Courante

Rein 15 peut être utilisé pour les menstruations irrégulières et les douleurs abdominales.

Rein 16

Situé à un demi cun latéralement au nombril, au niveau de Ren 8, qui est situé à hauteur du nombril.

Fonctions et Utilisation Courante

Régule les intestins pour traiter la constipation et autres problèmes digestifs.

Rein 17

Situé à 2 cun au-dessus du nombril, à un demi cun latéralement à la ligne médiane.

Fonctions et Utilisation Courante

Ce point peut être utilisé pour traiter les douleurs abdominales.

Rein 18

Situé à 3 cun au-dessus du nombril, à un demi cun latéralement au Ren 11.

Fonctions et Utilisation Courante

Peut être utilisé pour traiter les douleurs abdominales post-partum.

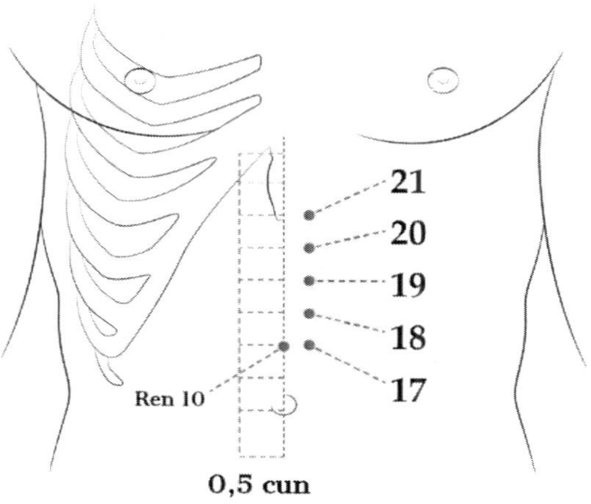

Rein

Rein 19

Situé à 4 cun au-dessus du nombril, à un demi cun latéralement au méridien Ren.

Fonctions et Utilisation Courante

Peut être utilisé pour des douleurs abdominales ou des problèmes d'estomac tels que des vomissements ou des nausées.

Rein 20

Situé à 5 cun au-dessus du nombril, à un demi cun latéralement à la ligne médiane avant, ou au méridien Ren.

Fonctions et Utilisation Courante

Régule l'estomac. Peut être utilisé pour les douleurs abdominales, les vomissements ou l'indigestion.

Rein 21

Situé à 6 cun au-dessus du nombril et un demi cun latéralement au méridien Ren.

Fonctions et Utilisation Courante
Régule l'estomac et le foie pour traiter les problèmes tels que les vomissements et les douleurs abdominales.

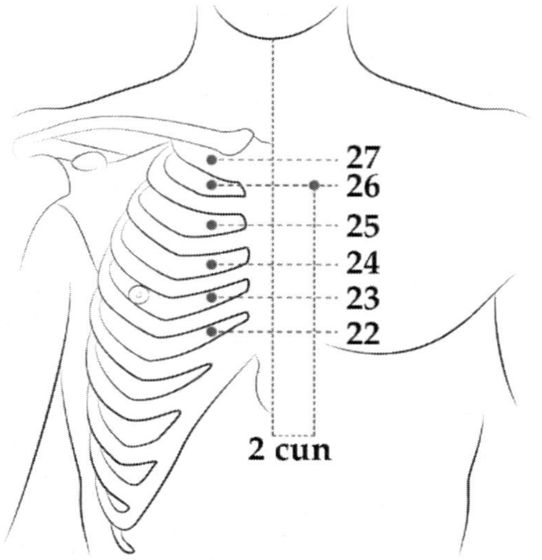

Rein

Rein 22
Dans le cinquième espace intercostal, à 2 cun latéralement au méridien Ren.

Fonctions et Utilisation Courante
Améliore la circulation dans la poitrine. Peut être utilisé pour la toux ou d'autres troubles thoraciques. Il n'est pas souvent employé en raison de son emplacement au-dessus des poumons.

Rein 23
Dans le quatrième espace intercostal, à 2 cun latéralement à la ligne médiane.

Fonctions et Utilisation Courante
Régule la circulation dans la poitrine. Pourrait être utilisé pour la mammite.

Rein 24

Dans le troisième espace intercostal, à 2 cun latéralement à la ligne médiane.

Fonctions et Utilisation Courante

Régule la circulation dans la poitrine. A un effet bénéfique sur la poitrine. Peut être utilisé pour traiter la toux, l'asthme, la mammite, et la respiration sifflante. Il n'est pas employé très souvent en raison de son emplacement.

Rein 25

Dans le deuxième espace intercostal, à 2 cun latéralement au Ren.

Fonctions et Utilisation Courante

Régule les poumons et l'estomac. Peut être utilisé pour traiter la toux et les douleurs thoraciques. Il n'est pas employé très souvent en raison de son emplacement.

Rein 26

Dans le cinquième espace intercostal, à 2 cun latéralement au méridien Ren.

Fonctions et Utilisation Courante

Régule la circulation dans la poitrine.

Rein 27

Dans la dépression sur le bord inférieur de la clavicule, à 2 cun latéralement au méridien Ren.

Fonctions et Utilisation Courante

Régule la circulation dans la poitrine. Soulage la toux et la respiration sifflante, bien qu'il ne soit pas souvent utilisé. D'autres points, tels que le Poumon 5, 7 ou 9, sont employés plus fréquemment pour traiter les problèmes pulmonaires.

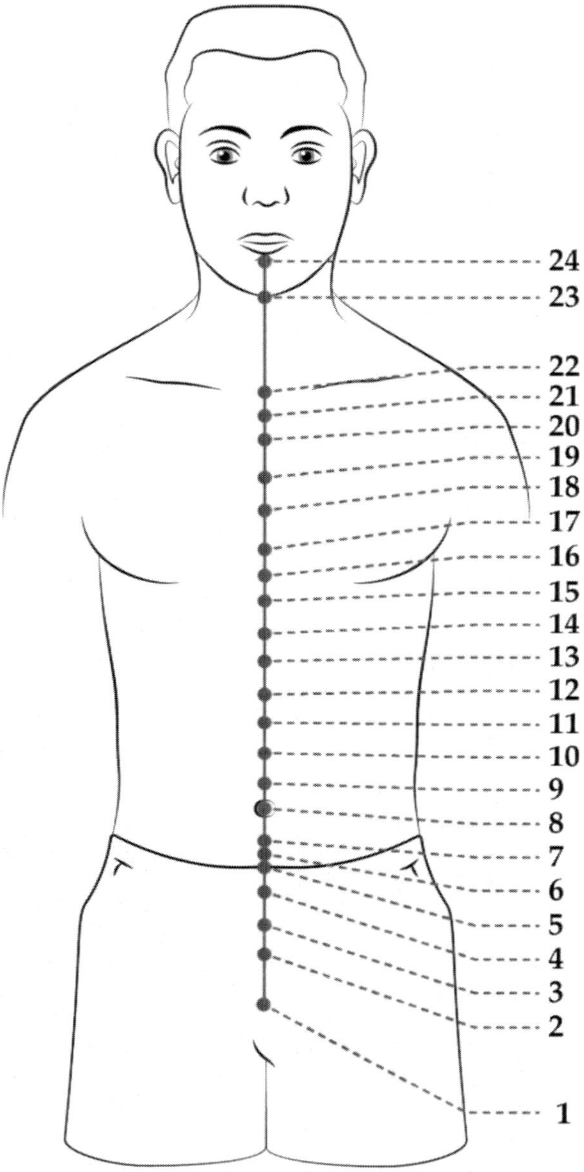

Le Méridien Ren -
Le Vaisseau de Conception

Le méridien Ren est également appelé le Vaisseau de Conception. L'abréviation de Vaisseau de Conception VC, vous verrez donc ce méridien sous ces deux noms.

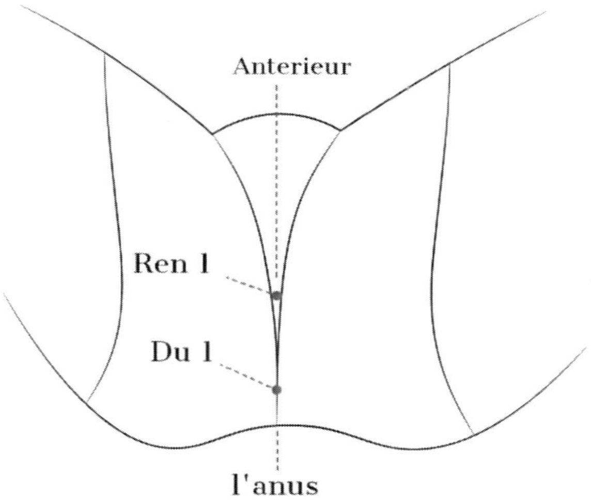

Ren

Ren 1
Situé sur la ligne médiane, entre l'anus et les organes génitaux.

Fonctions et Utilisation Courante
Peut être utilisé pour soigner les mictions difficiles et l'incontinence, bien qu'il existe d'autres points situés sur les bras et les jambes pour les traiter.

Ren 2
Situé sur la ligne médiane, sur le bord supérieur de la symphyse pubienne.

Fonctions et Utilisation Courante
Traite les troubles urinaires tels que l'incapacité d'uriner et l'incontinence.

Ren 3
Situé à 4 cun sous le nombril, sur la ligne médiane.

Fonctions et Utilisation Courante
Traite les problèmes de vessie, régule l'utérus, renforce les reins et soigne les douleurs abdominales.

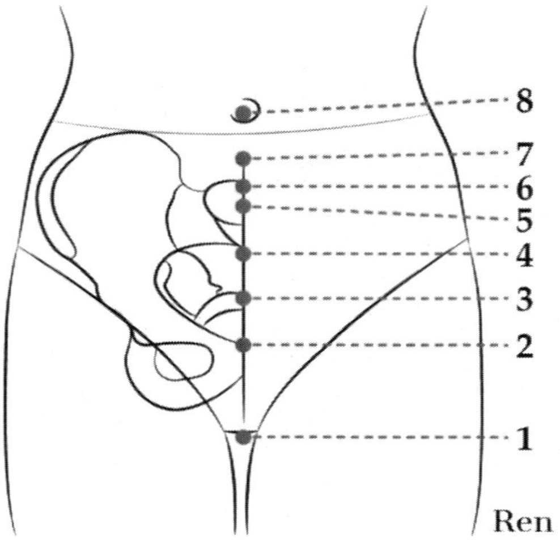

Ren 4
Situé à 3 cun sous le nombril, sur la ligne médiane.

Fonctions et Utilisation Courante

- Fatigue
- Infertilité
- Douleurs lombaires
- Régule le bas de l'abdomen
- Régule l'intestin grêle
- Régule l'utérus
- Restaure le Yang après son effondrement, il s'agit d'une description, en médecine chinoise, des conséquences d'un niveau d'énergie du corps si bas que la personne souffre d'un effondrement complet.
- Renforce les reins
- Augmente fortement les niveaux d'énergie profonds
- Traite la vessie
- Incontinence urinaire
- Rétention urinaire due à la pression fœtale

Ce point est un point important pour traiter la fatigue. Il soigne également l'infertilité et régule la menstruation. Il restaure le corps après un effondrement du Yin ou du Yang, qui peut se manifester par un accident vasculaire cérébral, un coma ou un effondrement. Il augmente l'énergie du corps, il peut donc être utilisé pour traiter le prolapsus d'un organe tel que le prolapsus rectal ou utérin, bien que les herbes chinoises puissent être très utiles pour le traiter.

Ren 5
Situé à 2 cun sous le nombril, sur la ligne médiane.

Fonctions et Utilisation Courante
Régule l'utérus, renforce les reins et traite les mictions difficiles.

Ren 6
Situé à 1,5 cun sous le nombril, sur la ligne médiane.

Fonctions et Utilisation Courante
- Calculs rénaux
- Prolapsus rectal
- Régule le méridien Ren
- Régule la miction
- Restaure le Yin ou le Yang effondré
- Renforce les reins
- Tonifie le Qi et le Yang pour traiter la fatigue
- Prolapsus utérin

Ren 6 est un point majeur. Il est utilisé pour améliorer les niveaux d'énergie, ainsi que pour traiter le prolapsus de l'utérus, du rectum et du vagin. Un prolapsus se produit lorsque l'organe glisse de sa position normale. Dans la théorie de la médecine chinoise, le prolapsus d'organe est causé par de faibles niveaux d'énergie qui empêchent votre corps de maintenir les organes à leur place. Souvent, les herbes chinoises sont également employées pour cela. Il existe des formules à base de plantes qui stimulent fortement l'énergie, mais élèvent aussi l'énergie nécessaire pour traiter les organes en prolapsus. Les herbes toniques chinoises sont très efficaces pour restaurer les niveaux d'énergie.

Ren 7
Situé à 1 cun sous le nombril, sur la ligne médiane.

Fonctions et Utilisation Courante
Ren 7 régule les menstruations et peut être utilisé pour traiter les saignements utérins anormaux, les démangeaisons vaginales et les écoulements.

Ren 8
Situé au centre du nombril, sur la ligne médiane. Au lieu de l'acupuncture, la moxibustion est utilisée pour traiter le Ren 8 Il existe plusieurs types de moxa. Moxa correspond à l'armoise ; l'herbe peut être roulée en forme de bâton et allumée à une extrémité pour appliquer une stimulation aux points. Le moxa peut également être placé sur une tranche de racine de gingembre pour améliorer l'effet réchauffant du traitement.

Fonctions et Utilisation Courante
Le Ren 8 peut être utilisé pour restaurer la conscience, par exemple suite à un accident vasculaire cérébral. Il peut également servir à améliorer une digestion faible chez les enfants. L'image ci-dessous montre l'application d'un bâton de moxa pour réchauffer le bas du dos. La moxibustion, qui consiste à utiliser du moxa brûlant, est particulièrement efficace pour traiter les personnes après un AVC, car les membres sont souvent froids. Le moxa réchauffe le membre pour rétablir rapidement un flux sanguin normal. De nombreux acupuncteurs sont allergiques à la fumée de Moxa. Personnellement, j'utilise une lampe chauffante à infrarouges lointains. Ils pénètrent dans la peau et soulagent la douleur.

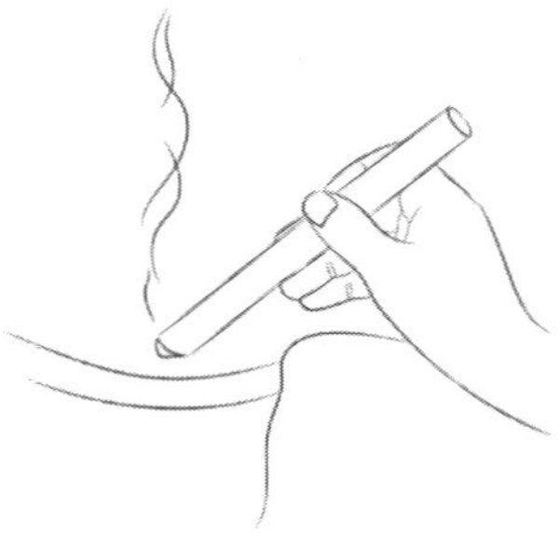

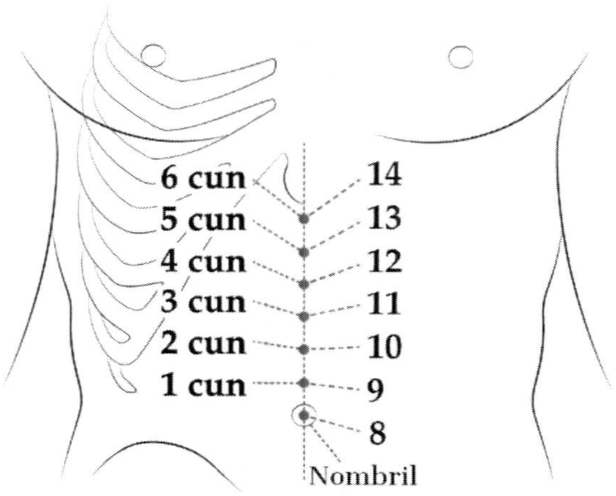

Ren

Ren 9

Situé à 1 cun au-dessus du nombril, sur la ligne médiane.

Fonctions et Utilisation Courante

Régule les intestins et peut être utilisé pour traiter les douleurs abdominales.

Ren 10

Situé à 2 cun au-dessus du nombril, sur la ligne médiane.

Fonctions et Utilisation Courante

Régule la Rate et l'Estomac, ce qui soigne les troubles digestifs tels que la gastrite, les douleurs épigastriques, l'indigestion et les douleurs abdominales. Il régule la digestion pour traiter l'indigestion et le vomissement d'aliments qui n'ont pas été digérés correctement.

Ren 11
Situé à 3 cun au-dessus du nombril, sur la ligne médiane.

Fonctions et Utilisation Courante
Régule la Rate et l'Estomac pour traiter les troubles digestifs.

Ren 12
Situé à 4 cun au-dessus du nombril, sur la ligne médiane.

Fonctions et Utilisation Courante
- Douleurs abdominales
- Reflux acide
- Douleur brûlante dans la gorge et l'œsophage due au reflux acide
- Élimine le Feu et la chaleur de l'Estomac, qui est une inflammation de l'estomac
- Diminue le Qi de l'Estomac
- Gastrite
- Hoquet
- Régule la digestion
- Renforce la Rate et l'Estomac pour améliorer la digestion
- Traite la digestion stagnante
- Ulcères
- Nourriture non digérée dans les selles
- Vomissements

Ren 12 est un point majeur pour réguler la digestion. L'estomac est censé digérer les aliments et les envoyer dans l'intestin grêle. Si la nourriture reste coincée dans l'estomac et qu'elle ne peut pas être digérée, elle peut provoquer un reflux acide, une hernie hiatale et des vomissements. Les symptômes du Feu d'Estomac sont similaires à ceux de la gastrite. L'estomac semble être en feu. Ren 12 élimine ce type d'inflammation.

Ren 13
Situé à 5 cun au-dessus du nombril, sur la ligne médiane.

Fonctions et Utilisation Courante

- Reflux acide
- Douleur cardiaque
- Nausées
- Régule le Cœur
- Régule l'Estomac
- Feu d'Estomac

Ren 13 peut être utilisé pour traiter la gastrite, les ulcères, les douleurs thoraciques et les vomissements.

Ren 14

Situé à 6 cun au-dessus du nombril, sur la ligne médiane.

Fonctions et Utilisation Courante

- Effet bénéfique sur le diaphragme
- Calme l'esprit
- Ouvre la poitrine
- Régule le Cœur
- Régule l'Estomac

Ren 14 régule le Cœur pour traiter les douleurs thoraciques, mais il soigne également les troubles émotionnels tels que la peur, la dépression et l'anxiété. Il a une action bénéfique pour le diaphragme et peut être employé pour des troubles tels que le reflux acide, les vomissements et la déglutition difficile.

Ren 15

Situé à 7 cun au-dessus du nombril, sur la ligne médiane, sous le processus xiphoïde.

Fonctions et Utilisation Courante

Régule le Cœur et la circulation dans la poitrine pour traiter la distension thoracique, le reflux acide, la péricardite et les palpitations.

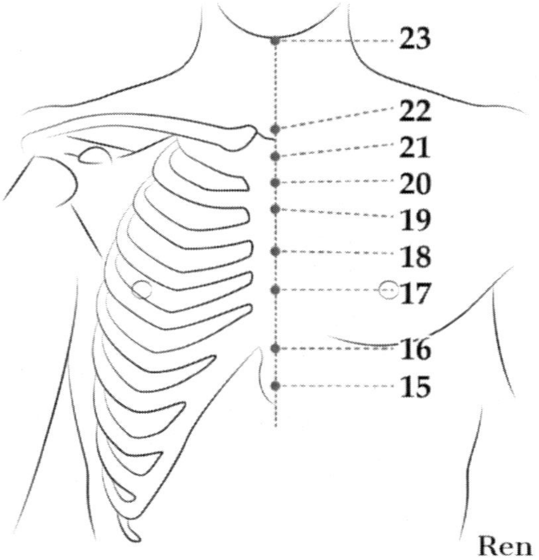

Ren 16
Situé sur la ligne médiane du sternum, au niveau du cinquième espace intercostal.

Fonctions et Utilisation Courante
Régule la circulation dans la poitrine.

Ren 17
Situé au niveau du quatrième espace intercostal, sur la ligne médiane. Ce point est situé au niveau des mamelons.

Fonctions et Utilisation Courante

- Reflux acide
- Troubles mammaires tels que mammite et abcès
- Spasmes du diaphragme
- Gêne respiratoire
- Déglutition difficile
- Constriction œsophagienne
- Hoquet
- Favorise la lactation
- Régule les Poumons
- Respiration sifflante

Ren 17 peut être utilisé pour rétablir une circulation saine dans la poitrine.

Ren 18
Situé au troisième espace intercostal, sur la ligne médiane.

Fonctions et Utilisation Courante
Régule la circulation dans la poitrine.

Ren 19
Situé au deuxième espace intercostal, sur la ligne médiane.

Fonctions et Utilisation Courante
Restaure une bonne circulation dans la poitrine.

Ren 20
Situé au niveau du premier espace intercostal, au milieu de l'angle sternal.

Fonctions et Utilisation Courante
Restaure une bonne circulation dans la poitrine.

Ren 21
Situé à 1 cun sous Ren 22, sur la ligne médiane.

Fonctions et Utilisation Courante
Régule l'Estomac, rétablit la circulation dans la poitrine.

Ren 22
Au centre de la fosse supra-sternale.

Fonctions et Utilisation Courante
Régule les Poumons et humidifie la gorge.

Ren 23
Au-dessus de la pomme d'Adam, dans la dépression du bord supérieur de l'os hyoïde.

Fonctions et Utilisation Courante
Effet bénéfique sur la langue, peu utilisé.

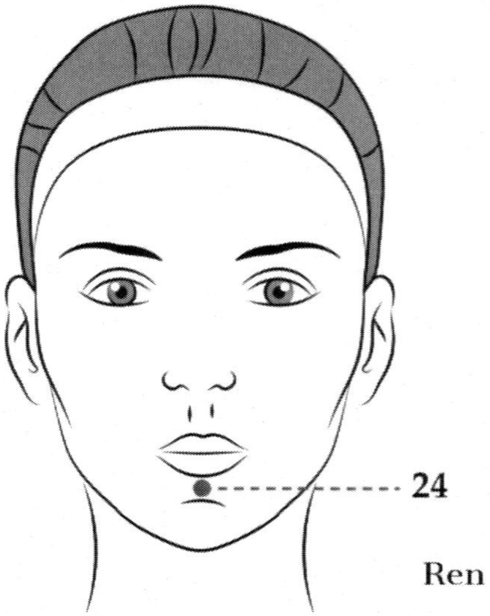

Ren 24
Dans la dépression au centre du sillon mento-labial. Traduction : situé entre le menton et les lèvres, au milieu.

Fonctions et Utilisation Courante
Détend les tendons du visage, peut être utilisé pour traiter la déviation de la bouche et des yeux, la mâchoire serrée, la paralysie faciale et les douleurs au cou.

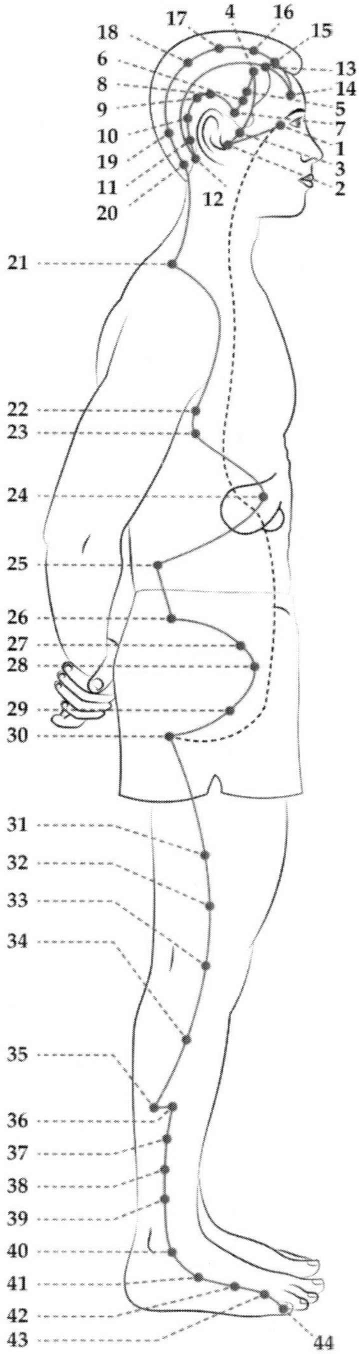

Le Meridien Vésicule Biliaire

Comme vous pouvez le voir sur l'image du méridien, ce méridien s'enroule trois fois autour du côté de la tête. De nombreux points sur le côté de la tête sont peu souvent utilisés. Il est difficile de décrire l'emplacement de ces points sans employer des termes d'anatomie. Je vais, comme précédemment, mettre en évidence les points les plus fréquemment utilisés. Les migraines affectent souvent le méridien de la Vésicule Biliaire. Il n'est pas courant d'utiliser les points sur la tête pour les migraines. Les points sur les méridiens du Foie et de la Vésicule Biliaire sur les pieds sont souvent employés pour soulager les migraines.

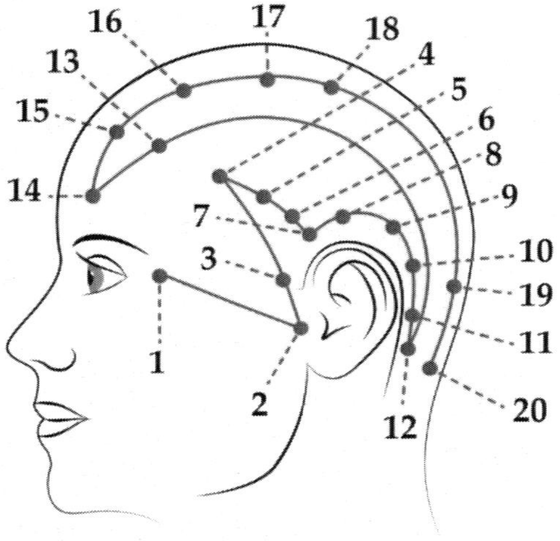

Vésicule Biliaire

Vésicule Biliaire 1
Situé à un demi cun latéralement au canthus externe de l'œil, sur l'os. Dans le creux de l'os orbitaire.

Fonctions et Utilisation Courante

- Illumine les yeux
- Cataractes
- Daltonisme
- Douleur des yeux
- Hypermétropie
- Glaucome

- Sécheresse oculaire Lasik
- Héméralopie
- Atrophie du nerf optique
- Hémorragie rétinienne

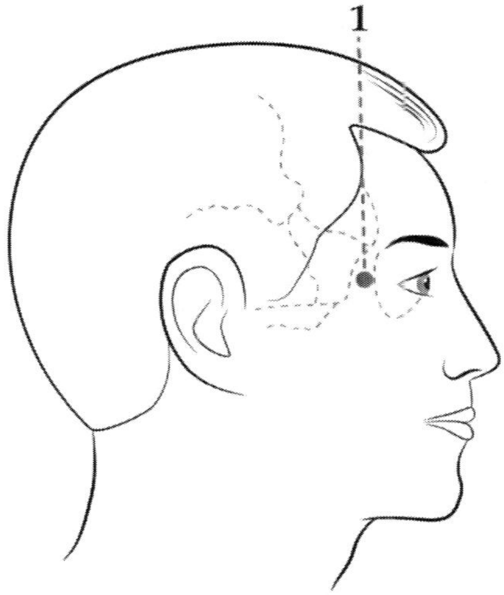

Vésicule Biliaire

Notes Cliniques

Ce point est très efficace pour traiter les yeux secs causés par la chirurgie oculaire Lasik. Il est répertorié comme traitant « l'obstruction visuelle superficielle », qui est corrélée à des troubles de la cornée. Durant cette chirurgie oculaire, la cornée est sectionnée. Cette section touche les nerfs de l'œil, ce qui signifie qu'ils ne fonctionnent plus normalement. Le point Vésicule Biliaire 1 stimule la fonction nerveuse normale des yeux, aidant ainsi à restaurer une fonction oculaire saine.

Je trouve que l'œil commence généralement à devenir humide quelques minutes après avoir traité ce point. C'est un soulagement incroyable pour les personnes aux yeux secs, quelle qu'en soit la cause. Si la chirurgie a été effectuée il y a longtemps, il faudra généralement plus de temps pour voir les résultats, et il faudrait ajouter d'autres points associés à Vésicule Biliaire 1 pour de meilleurs résultats.

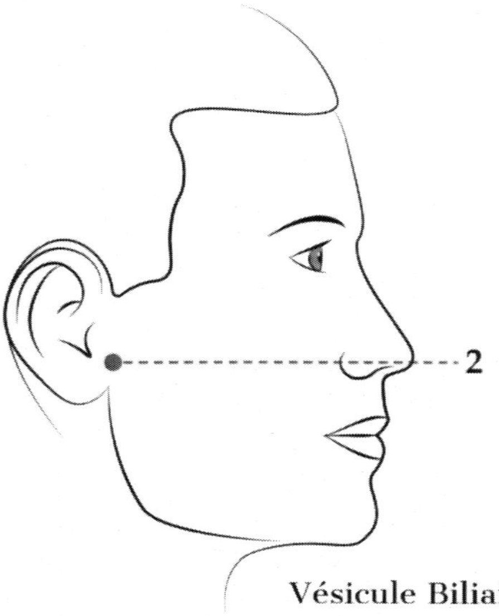

Vésicule Biliaire

Vésicule Biliaire 2

Antérieur à l'échancrure inter tragique, sur le bord postérieur du processus condyloïde de la mandibule. Localisez avec la bouche ouverte. Traduction : situé devant l'oreille. Veuillez-vous référer à l'image pour ce point.

Fonctions et Utilisation Courante

Ouvre les oreilles pour soigner la surdité, les acouphènes, les otites et les écoulements, ainsi que les douleurs auriculaires. Traite la perte auditive, la douleur à la mâchoire et la douleur de l'ATM.

Vésicule Biliaire 3

Devant l'oreille, sur le bord supérieur de la pommette, dans la dépression au-dessus de ST 7.

Fonctions et Utilisation Courante

Traite les problèmes d'oreille tels que la surdité et les acouphènes. Soigne les douleurs à la mâchoire et aux dents.

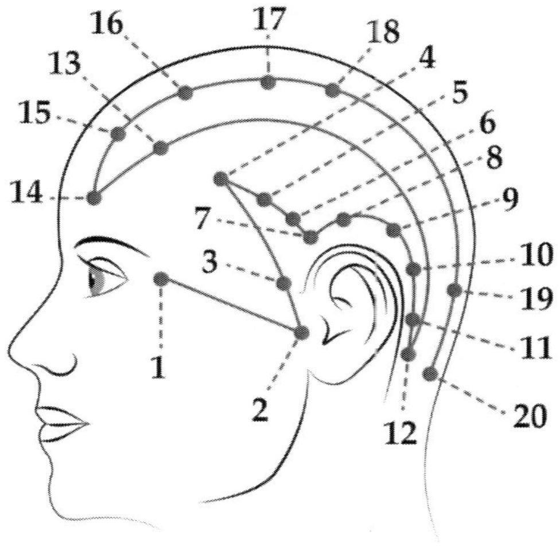

Vésicule Biliaire

Vésicule Biliaire 4
Situé à l'intérieur de la ligne capillaire, un quart de la distance entre Estomac 8 et VB 7.

Fonctions et Utilisation Courante
Traite les douleurs auriculaires, dentaires et les acouphènes.

Vésicule Biliaire 5
Situé à l'intérieur de la ligne des cheveux, à mi-chemin entre Estomac 8 et VB 7.

Fonctions et Utilisation Courante
Traite les douleurs aux oreilles et aux dents.

Vésicule Biliaire 6
Aux trois quarts de la distance entre ST 8 et VB 7.

Fonctions et Utilisation Courante
Traite la douleur dans le canthus externe de l'œil.

Vésicule Biliaire 7
À l'intérieur de la racine des cheveux, à un cun antérieur à SJ 20, près de l'oreille.

Fonctions et Utilisation Courante
Traite le gonflement de la joue et de la mâchoire.

Vésicule Biliaire 8
Dans la petite dépression, à 1 cun au-dessus de l'apex de l'oreille.

Fonctions et Utilisation Courante
Traite les maux de tête sur les côtés.

Vésicule Biliaire 9
Dans la dépression à un demi cun derrière VB 8, au-dessus de l'oreille.

Fonctions et Utilisation Courante
Traite les maux de tête.

Vésicule Biliaire 10
Derrière et au-dessus du processus mastoïde, à mi-chemin sur l'arc entre VB 9 et VB 11.

Fonctions et Utilisation Courante
Traite les maux de tête.

Vésicule Biliaire 11
Derrière et au-dessus du processus mastoïdien, sur la ligne reliant VB 10 et VB 12.

Fonctions et Utilisation Courante
Traite les maux de tête, les acouphènes, la surdité et les douleurs auriculaires.

Vésicule Biliaire 12
Dans la dépression située derrière et sous le processus mastoïde.

Fonctions et Utilisation Courante
Calme l'esprit, soigne les maux de tête.

Vésicule Biliaire 13
Situé à un demi cun à l'intérieur de la ligne capillaire, à 3 cun du Du 24.

Fonctions et Utilisation Courante
Traite les maux de tête, les vertiges et l'épilepsie.

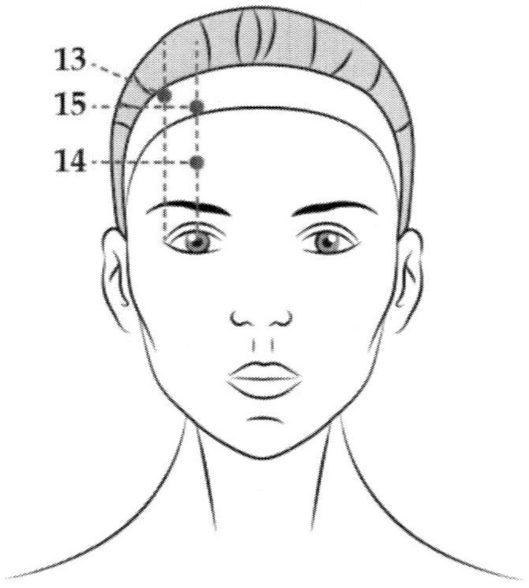

Vésicule Biliaire

Vésicule Biliaire 14
Situé sur le front, à 1 cun au-dessus du milieu du sourcil.

Fonctions et Utilisation Courante
- Dégage la vision
- Douleur des yeux
- Affaissement de la paupière (ptosis)
- Contractions de la paupière
- Héméralopie

Vésicule Biliaire 14 traite les yeux et clarifie la vision. C'est un point populaire dans les traitements d'acupuncture cosmétique. Il soulève les paupières et améliore la circulation vers les yeux.

Vésicule Biliaire 15
Directement au-dessus de VB 14 à 5 cun de la ligne des cheveux.

Fonctions et Utilisation Courante
Soigne le nez et les yeux. Peut être utilisé pour traiter la congestion des sinus.

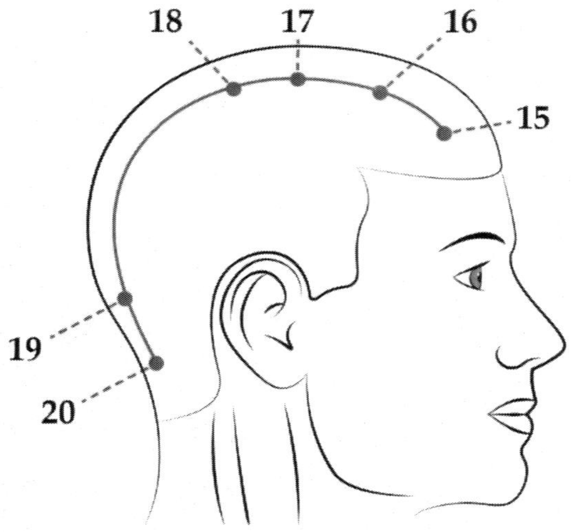

Vésicule Biliaire

Vésicule Biliaire 16
Situé à 1,5 cun derrière VB 15, sur la ligne reliant VB 15 et VB 20.

Fonctions et Utilisation Courante
Utilisé pour tous les types de maladies oculaires. Peut être employé pour traiter les douleurs oculaires et la myopie.

Vésicule Biliaire 17
Situé à 1,5 cun derrière le VB 16.

Fonctions et Utilisation Courante
Traite les maux de tête.

Vésicule Biliaire 18
Situé à 1,5 cun derrière VB 17.

Fonctions et Utilisation Courante
Traite les maux de tête et la congestion des sinus.

Vésicule Biliaire 19
Situé au-dessus du VB 20, au même niveau que Du 17.

Fonctions et Utilisation Courante
Traite les maux de tête, la raideur de la nuque et les douleurs oculaires.

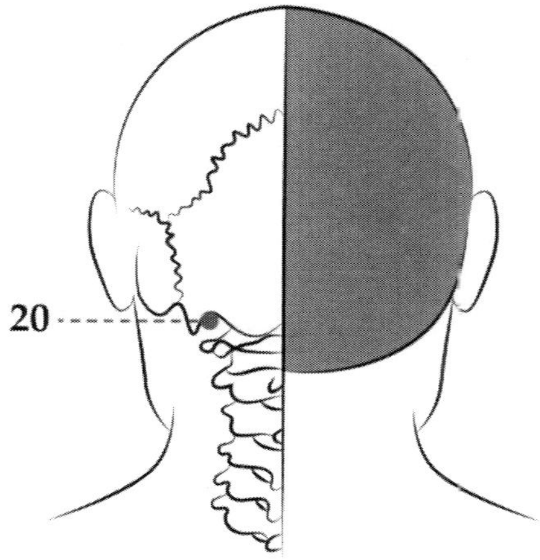

Vésicule Biliaire

Vésicule Biliaire 20
Dans le creux entre les muscles sternocléidomastoïdien et trapèze.

Fonctions et Utilisation Courante
- Vision floue
- Rhume et grippe
- Étourdissements
- Douleur méridienne de la vésicule biliaire
- Maux de tête
- Améliore la circulation vers les yeux
- Perte de la parole après un AVC
- Migraines
- Douleurs et raideurs au cou

- Ouvre les oreilles bouchées
- Douleurs aux épaules

Notes Cliniques
Vésicule Biliaire 20 est très efficace pour rétablir une circulation normale dans la tête et le cou. Ce point peut être utilisé en association avec d'autres points pour traiter les migraines. La plupart des migraines sont causées par des muscles tendus ou des blocages dans un méridien. Le méridien de la Vésicule Biliaire est très souvent affecté. Les migraines peuvent également être soignées en utilisant d'autres points à l'extrémité opposée du méridien de la vésicule biliaire, ainsi qu'en rétablissant la circulation normale dans toute zone obstruée.

Le stress provoque des tensions musculaires, qui réduisent alors le flux sanguin normal vers le cerveau. Là où il y a un manque de circulation sanguine saine, il y a de la douleur. Ce point traite également les étourdissements, qui peuvent être causés par des muscles tendus comprimant les nerfs qui affectent la fonction de l'oreille.

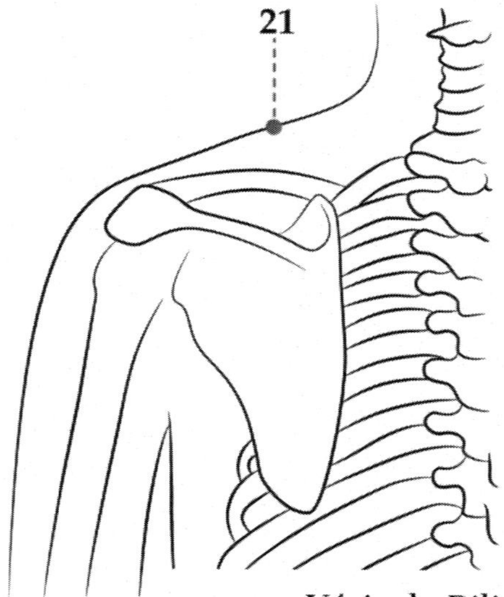

Vésicule Biliaire

Vésicule Biliaire 21
Situé à mi-chemin entre la colonne vertébrale et la pointe de l'os acromion.

Fonctions et Utilisation Courante

- Douleur dans le cou et les épaules
- Traite les douleurs et les abcès mammaires
- Hypogalactie
- Ne doit pas être utilisé pendant la grossesse, car cela pourrait provoquer le travail

Ce point est souvent associé avec VB 20 pour traiter les douleurs cervicales, car il libère les muscles tendus qui provoquent des douleurs cervicales et aux épaules.

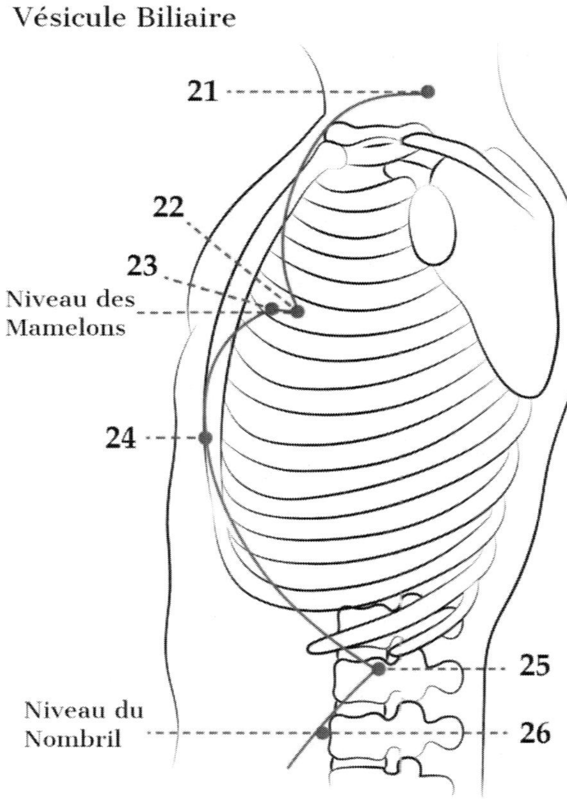

Vésicule Biliaire 22

Situé à 3 cun sous l'aisselle.

Fonctions et Utilisation Courante
Traite l'aisselle et ouvre la poitrine. Peu utilisé.

Vésicule Biliaire 23
Situé à 1 cun devant VB 22, au niveau du mamelon.

Fonctions et Utilisation Courante
Traite la congestion de la poitrine.

Vésicule Biliaire 24
Situé sous le mamelon, dans le septième espace intercostal.

Fonctions et Utilisation Courante
Traite la douleur dans les côtes, la mammite et le hoquet. Régule le foie, la vésicule biliaire et l'estomac.

Vésicule Biliaire 25
Sur le bord inférieur de l'extrémité libre de la $12^{\text{ème}}$ côte.

Fonctions et Utilisation Courante
Renforce les reins et soigne le bas du dos.

Vésicule Biliaire 26
Sous l'extrémité libre de la $11^{\text{ème}}$ côte.

Fonctions et Utilisation Courante
Régule les menstruations, traite la hernie et les douleurs abdominales.

Vésicule Biliaire 27
Situé à 3 cun sous le niveau du nombril.

Fonctions et Utilisation Courante
Traite le prolapsus utérin et les douleurs abdominales.

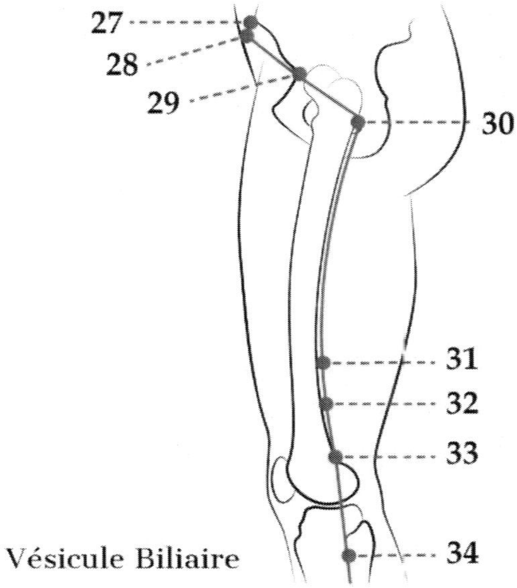

Vésicule Biliaire 28
Situé à un demi cun devant et au-dessous de VB 27.

Fonctions et Utilisation Courante
Traite le prolapsus utérin et les douleurs abdominales.

Vésicule Biliaire 29
Du côté de l'articulation de la hanche, à mi-chemin entre l'épine iliaque antéro-supérieure et la proéminence du grand trochanter. Traduction : situé sur la hanche, à mi-chemin entre l'os de la hanche avant et l'os de la cuisse.

Fonctions et Utilisation Courante
Traite la douleur à la hanche.

Vésicule Biliaire 30
Sur la face arrière de l'articulation de la hanche, un tiers du chemin du grand trochanter, qui est la tête de l'os de la cuisse, et le haut du sacrum.

Fonctions et Utilisation Courante

- Douleur de la fesse
- Hémiplégie
- Douleur à la hanche
- Atrophie des jambes
- Douleurs lombaires
- Sciatique

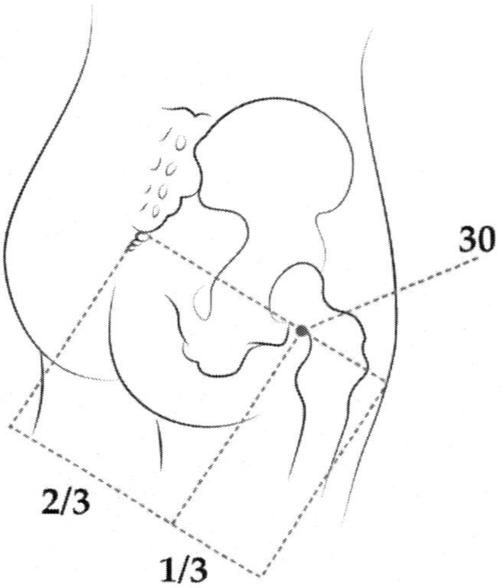

Vésicule Biliaire

Notes Cliniques

La Vésicule Biliaire 30 est très efficace pour soigner les douleurs de la hanche et la sciatique. Le méridien de la Vésicule Biliaire descend du côté de la jambe, jusqu'au pied. La sciatique suit souvent cette trajectoire exacte. Elle s'arrête parfois au genou, mais si elle n'est pas traitée, la douleur sciatique peut irradier jusqu'au pied. Les problèmes de bas du dos doivent également être considérés comme un facteur potentiel de douleur à la hanche. Les hernies discales ou les muscles tendus peuvent facilement affecter la hanche.

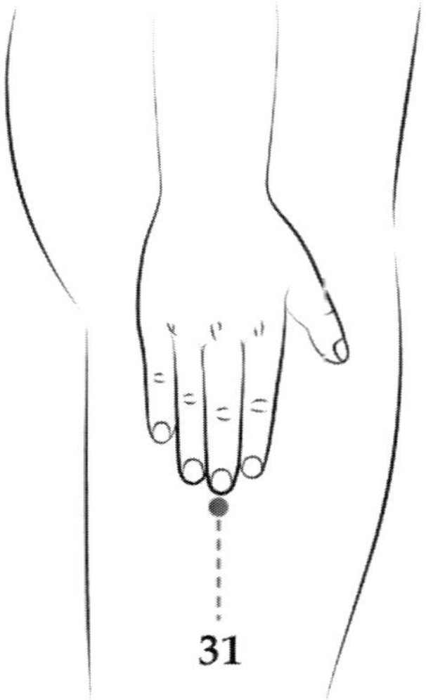

Vésicule Biliaire

Vésicule Biliaire 31
Sur le côté de la cuisse, à 7 cun au-dessus du pli poplité (genou). Localisez l'endroit où le bout du majeur touche la cuisse.

Fonctions et Utilisation Courante
Soulage les démangeaisons, l'urticaire, l'hémiplégie, la faiblesse, les douleurs aux genoux et aux cuisses.

Vésicule Biliaire 32
Sur le côté de la cuisse, 5 cun au-dessus du pli poplité (genou).

Fonctions et Utilisation Courante
Traite la douleur au méridien de la vésicule biliaire, l'hémiplégie, l'urticaire et la sciatique.

Vésicule Biliaire 33
Situé à 3 cun au-dessus de VB 34.

Fonctions et Utilisation Courante

Soigne la douleur au genou, détend les tendons de la jambe et traite les spasmes musculaires gastrocnémiens. Le muscle gastrocnémien se trouve à l'arrière de la jambe.

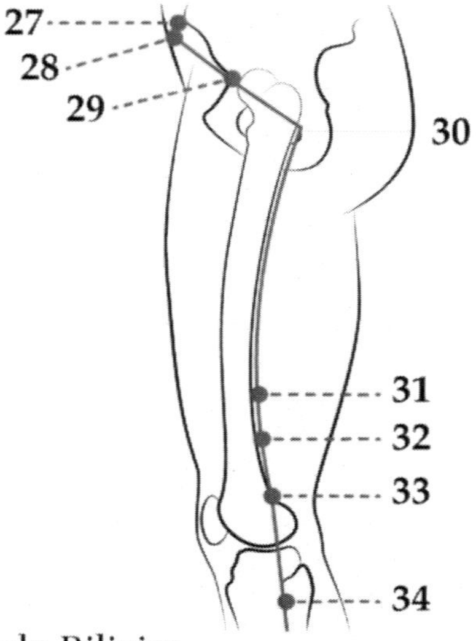

Vésicule Biliaire

Vésicule Biliaire 34

Dans la dépression devant et sous la tête du péroné.

Fonctions et Utilisation Courante

- Atrophie musculaire du mollet
- Contraction des tendons du pied
- Hémiplégie
- Hypertension associée aux déséquilibres hépatiques
- Douleur du genou
- Régule le foie et la vésicule biliaire
- Détend les tendons pour soulager les spasmes musculaires
- Douleur aux côtes
- Sciatique

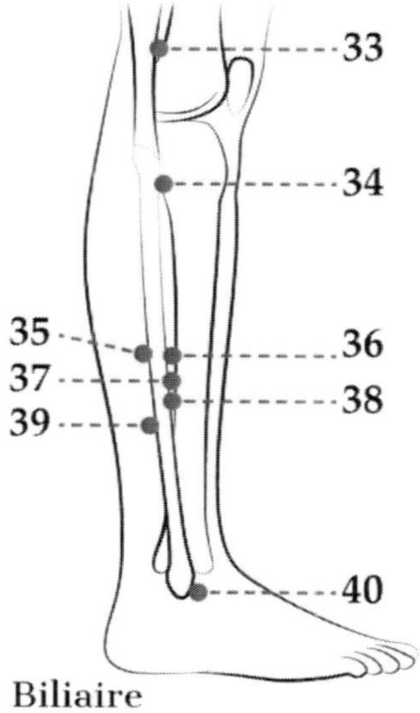

Vésicule Biliaire

Notes Cliniques

Ce point est utilisé pour traiter tout problème aux tendons. Il est également utilisé pour soigner le stress, car il agit sur le Foie, qui est associé au stress en médecine chinoise.

Vésicule Biliaire 35

Situé à 7 cun au-dessus de la pointe de la malléole latérale (os de la cheville à l'extérieur de la jambe).

Fonctions et Utilisation Courante

Traite les douleurs au genou et au méridien de la vésicule biliaire, détend les tendons. Il soigne les problèmes musculaires gastrocnémiens, qui se trouvent à l'arrière du mollet.

Vésicule Biliaire 36

Situé à 7 cun au-dessus de la pointe de la malléole latérale, sur le bord antérieur de l'os du péroné. (L'os du péroné est le petit os derrière l'os du tibia, qui est l'os de votre mollet).

Fonctions et Utilisation Courante

Détend les tendons, traite l'atrophie, soigne les douleurs au mollet et au cou.

Vésicule Biliaire 37
Situé à 5 cun au-dessus de la pointe de la malléole latérale, sur le bord antérieur de l'os du péroné.

Fonctions et Utilisation Courante

- Vision floue
- Cataractes
- Dégage la vision
- Démangeaison des yeux
- Douleur des yeux
- Douleur du genou
- Atrophie du bas de la jambe
- Douleur du bas de la jambe
- Héméralopie
- Atrophie du nerf optique
- Régule le Foie

Vésicule Biliaire 37 est le point le plus important utilisé pour traiter les troubles oculaires qui ne se situe pas directement à côté des yeux. Nous appelons ce type de point un point « distal ».

Vésicule Biliaire 38
Situé à 4 cun au-dessus et légèrement en avant de la malléole latérale, sur le bord antérieur de l'os du péroné.

Fonctions et Utilisation Courante
Régule la Vésicule Biliaire, traite les tendons et les os et soulage les douleurs sur le méridien de la Vésicule Biliaire. Il soigne les tendons et les os partout dans le corps. Il peut être utilisé pour traiter les migraines.

Vésicule Biliaire 39
Situé à 3 cun au-dessus de la pointe de la malléole latérale, derrière l'os du péroné.

Fonctions et Utilisation Courante

- Entorse à la cheville

- Faiblesse du pied
- Faiblesse des jambes
- Douleurs et raideurs au cou
- Régule la Vésicule Biliaire.

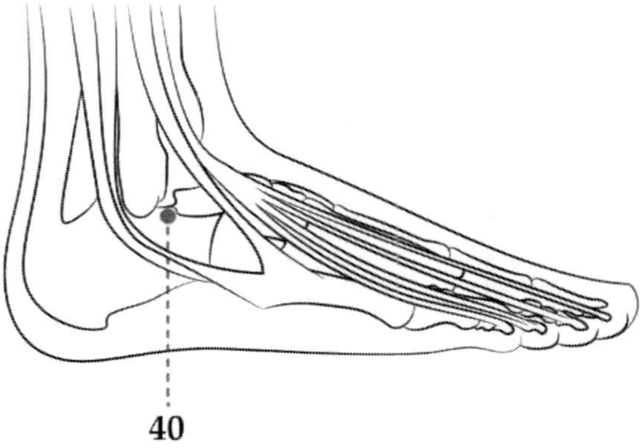

Vésicule Biliaire

Vésicule Biliaire 40
Situé devant et sous la malléole latérale (os de la cheville sur la face extérieure de la jambe).

Fonctions et Utilisation Courante

- Pied tombant
- Inflammation de la Vésicule Biliaire
- Douleur de la jambe
- Douleurs lombaires
- Douleurs au cou
- Régule le Foie et la Vésicule Biliaire
- Douleur aux côtes
- Douleur dans les poignets

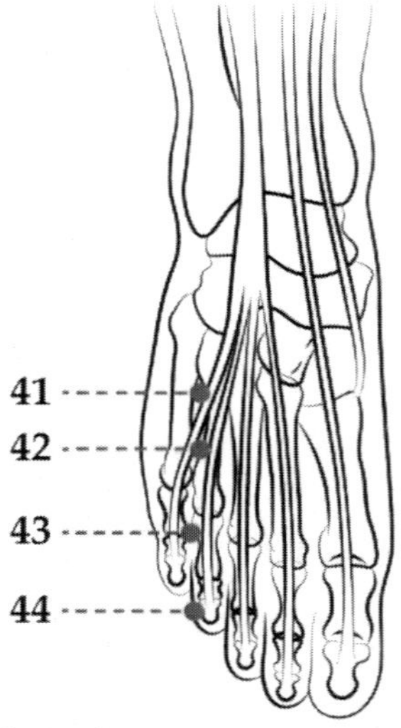

Vésicule Biliaire

Vésicule Biliaire 41

Situé dans la dépression entre les quatrièmes et cinquièmes métatarsiens, sur le côté latéral du tendon extenseur. Traduction : entre le quatrième et le cinquième os du pied.

Fonctions et Utilisation Courante

- Douleur au pied
- Maux de tête
- Maux de tête de type migraine
- Douleur à l'occiput (base du crâne)
- Régule le Foie
- Douleur spastique des pieds ou des orteils
- Douleur des orteils

Ce point peut être utilisé pour traiter de nombreux types de maux de tête, et une source le répertorie comme facilitant la lactation.

Vésicule Biliaire 42

Entre le quatrième et le cinquième os métatarsien, du côté médial du tendon extenseur.

Fonctions et Utilisation Courante
Traite les douleurs aux pieds, aux côtes et les maux de tête.

Vésicule Biliaire 43
Entre les quatrièmes et cinquièmes orteils, à la marge de la toile des orteils.

Fonctions et Utilisation Courante
Traite les maux de tête, les douleurs aux pieds, les vertiges, régule la vésicule biliaire et profite aux oreilles et aux yeux.

Vésicule Biliaire 44
Sur le côté latéral du quatrième orteil, à 0,1 cun derrière le coin de l'ongle.

Fonctions et Utilisation Courante
Régule la Vésicule Biliaire, traite les migraines et les vertiges.

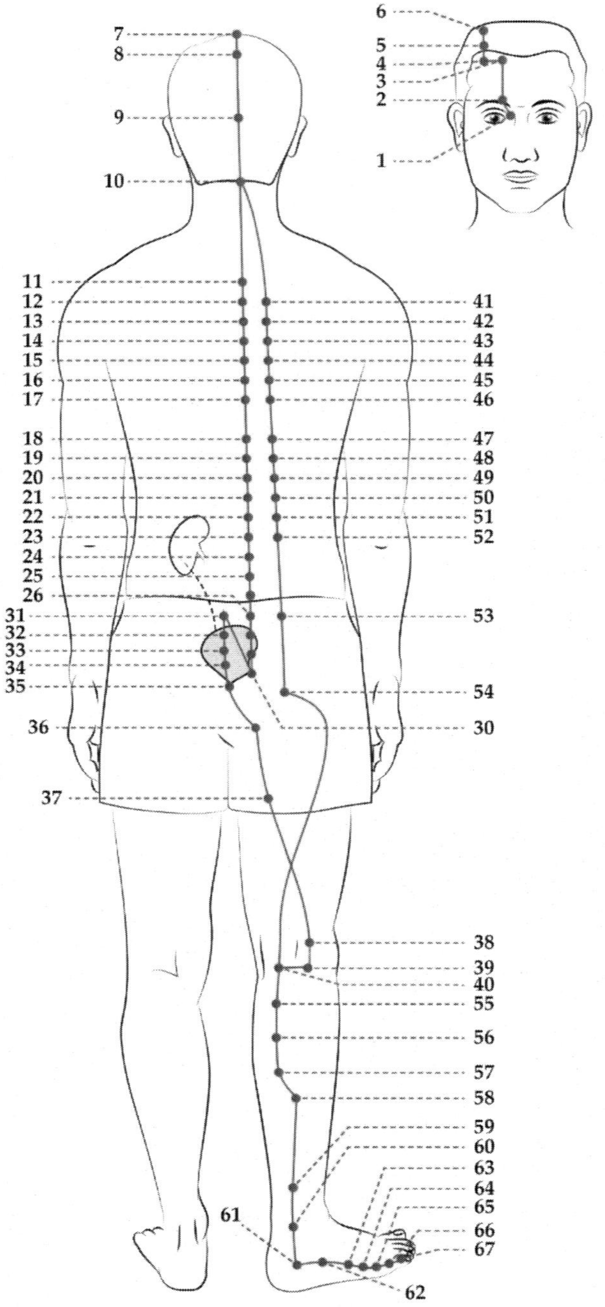

Méridien de la Vessie

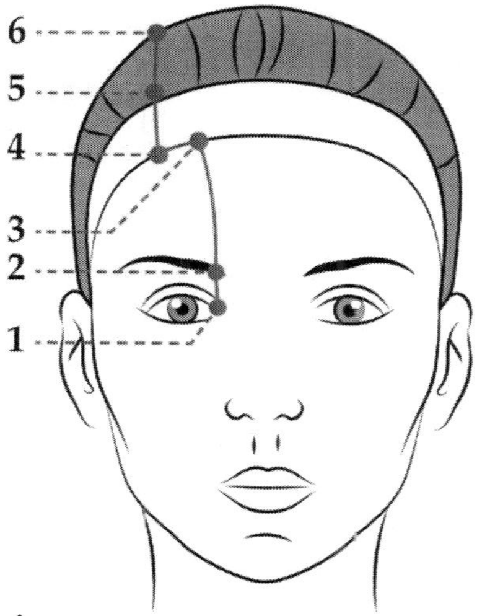

Vessie

Vessie 1
Situé à 0,1 cun au-dessus du canthus interne de l'œil.

Fonctions et Utilisation Courante
Ouvre et éclaircit le regard. Peut être utilisé pour la plupart des types de maladies oculaires, y compris le glaucome, la cataracte, l'atrophie du nerf optique, le daltonisme, la myopie, le gonflement des yeux, la douleur oculaire, la vision trouble et la cécité soudaine. Vessie 1, comme d'autres points autour de l'œil, stimule une fonction nerveuse saine dans l'œil. L'acupuncture restaure la fonction nerveuse et le corps se guérit.

Vessie 2
Sur l'extrémité médiale ou intérieure du sourcil.

Fonctions et Utilisation Courante
Ce point peut être utilisé pour les mêmes indications que Vessie 1, afin de traiter toutes les maladies oculaires. En plus des problèmes oculaires, il peut être employé pour ouvrir les sinus et ainsi agir sur les allergies et la congestion ou la douleur des sinus.

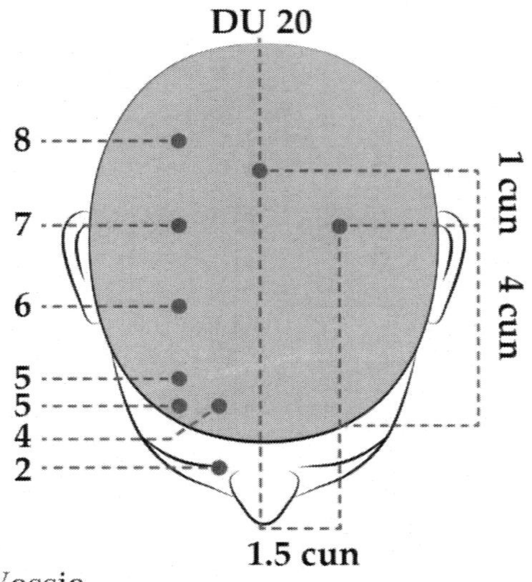

Vessie

Vessie 3
Situé au-dessus de l'extrémité médiale du sourcil, à un demi cun au-dessus de la ligne capillaire.

Fonctions et Utilisation Courante
Libère la tête pour soulager les maux de tête, traite également la congestion des sinus.

Vessie 4
Situé à un demi cun au-dessus de la ligne capillaire, à 1, 5 cun de la ligne médiane.

Fonctions et Utilisation Courante
Peut être utilisé pour la congestion des sinus.

Vessie 5
Situé à 1,5 cun latéralement à la ligne médiane, et à un demi cun directement au-dessus du point Vessie 4.

Fonctions et Utilisation Courante
Peut être utilisé pour la congestion des sinus, les vertiges et la vision trouble.

Vessie 6
Situé à 1,5 cun derrière Vessie 5, à 1,5 cun latéralement à la ligne médiane.

Fonctions et Utilisation Courante
Libère les sinus bouchés.

Vessie 7
Situé à 1,5 cun derrière Vessie 6, à 1,5 cun latéralement à la ligne médiane.

Fonctions et Utilisation Courante
Régule le nez pour traiter la congestion des sinus, la perte de l'odorat, les sinus enflammés et les maux de tête.

Vessie 8
Situé à 1,5 cun derrière Vessie 7, à 1,5 cun latéralement à la ligne médiane.

Fonctions et Utilisation Courante
Agit sur les yeux et le nez. Peut être utilisé pour traiter la congestion des sinus et la vision trouble.

Vessie 9
Situé à 1,3 cun latéralement au Du 17 à la ligne médiane, sur le côté latéral du bord supérieur de la protubérance occipitale externe, qui correspond au nœud osseux à l'arrière de votre tête.

Fonctions et Utilisation Courante
Traite le nez et les yeux. Peut être utilisé pour la congestion des sinus et les douleurs oculaires.

Vessie 10
Situé à 1,3 cun latéralement au Du 15, dans la dépression du côté latéral du muscle trapèze.

Fonctions et Utilisation Courante
Ouvre la fosse nasale, traite les douleurs oculaires, la raideur de la nuque, les maux de tête à la base du crâne et le coup du lapin.

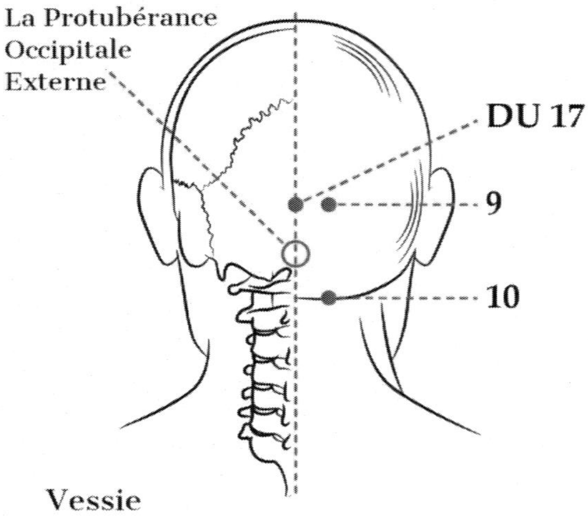

Vessie 11
Situé à 1,5 cun latéralement à la ligne médiane, au niveau du bord inférieur de la première vertèbre thoracique.

Fonctions et Utilisation Courante
Régule les poumons, dilate et détend la poitrine pour soigner des affections telles que la pneumonie, la bronchite, la toux, le rhume, la grippe et la pleurésie. Il agit également sur les troubles osseux en renforçant les os et en relaxant les tendons. Traite la raideur de la colonne vertébrale et de la nuque, ainsi que la déformation des articulations.

Vessie 12
Situé à 1,5 cun latéralement à la ligne médiane, au bord inférieur de la deuxième vertèbre thoracique.

Fonctions et Utilisation Courante
Régule les poumons, et pourrait donc être utilisé pour traiter le rhume et la grippe, la pneumonie, la bronchite, la pleurésie et la coqueluche. Il ouvre également les sinus pour soigner la congestion des sinus et le rhume.

Points de Shu de la Vessie

Le point Vessie 13 commence la série de points appelés points « Back Shu ». Cela peut se traduire par points « Associés ». Chacun correspond à un organe spécifique. Ils peuvent être utilisés pour traiter les problèmes de santé chroniques de l'organe associé.

Par exemple, le point associé au poumon est Vessie 13, ce qui signifie que ce point est utilisé pour soigner les troubles pulmonaires. Le point Vessie 14 soigne le Péricarde, Vessie 15 traite le Cœur, etc. Les acupuncteurs les appellent points Back Shu, mais j'évite d'utiliser le terme chinois Pin Yin, car je souhaite privilégier un terme plus familier. Je parlerai de tous les points « Shu » comme « Point Associé » pour en faciliter l'utilisation.

Vessie 13

Situé à 1,5 cun latéralement au Du 12, au bord inférieur de la troisième vertèbre thoracique.

Fonctions et Utilisation Courante

Point Associé au Poumon. Vessie 13 régule et tonifie les Poumons. Il peut être utilisé pour traiter les difficultés respiratoires, le rhume et la grippe, l'excès de mucus dans les poumons, l'asthme, la bronchite et la toux.

Vessie 14

Situé à 1,5 cun latéralement à la ligne médiane, au bord inférieur de la quatrième vertèbre thoracique.

Fonctions et Utilisation Courante

Point Associé au Péricarde. Il régule et renforce le Cœur, améliore la circulation dans la poitrine et peut être utilisé pour traiter les douleurs thoraciques, les palpitations, la névralgie intercostale (douleur aux côtes) et la toux.

Vessie 15

Situé à 1,5 cun latéralement à la ligne médiane, au bord inférieur de l'apophyse épineuse de la cinquième vertèbre thoracique.

Fonctions et Utilisation Courante

Point Associé au Cœur. Il régule et renforce le Cœur, soulage le Feu du Cœur, rétablit la circulation normale dans la poitrine et calme l'esprit. Il peut être utilisé pour traiter la toux, les douleurs thoraciques, l'insomnie, l'anxiété, les palpitations et la toux sanguinolente.

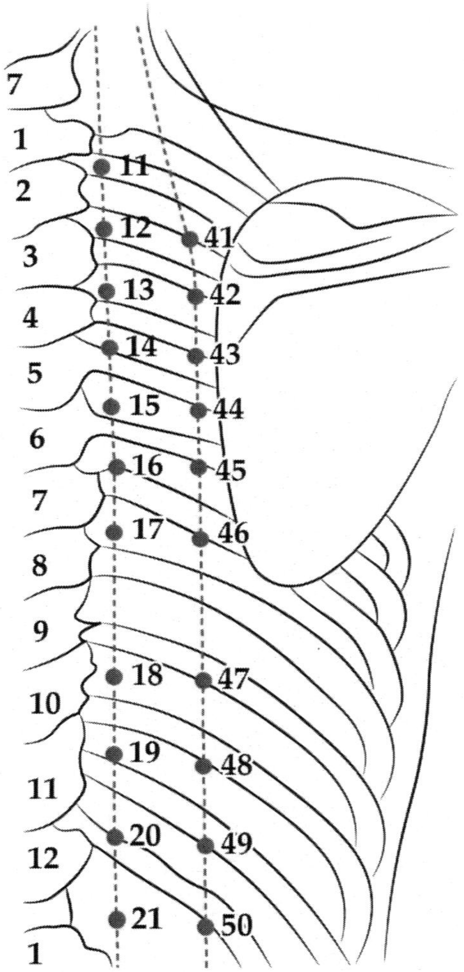

Vessie

Vessie 16
Situé à 1,5 cun latéralement à la ligne médiane, au bord inférieur de l'apophyse épineuse de la sixième vertèbre thoracique.

Fonctions et Utilisation Courante
Point Associé au Vaisseau Gouvernant (Méridien Du). Selon certaines sources, son application moderne la plus courante concerne les maladies de la peau telles que le psoriasis et les démangeaisons. Une autre source indique qu'il rétablit la circulation dans la poitrine et peut être utilisé pour traiter la péricardite, l'endocardite, les spasmes du diaphragme et les douleurs thoraciques.

Vessie 17
Situé à 1,5 cun latéralement à la ligne médiane, au bord inférieur de l'apophyse épineuse de la septième vertèbre thoracique.

Fonctions et Utilisation Courante
Point Associé au Diaphragme. Régule le sang, active sa circulation et le refroidit. Le point Vessie 17 régule le diaphragme pour traiter la hernie hiatale, la constriction œsophagienne et le reflux acide.

Vessie 18
Situé à 1,5 cun latéralement à la ligne médiane, au bord inférieur de l'apophyse épineuse de la neuvième vertèbre thoracique.

Fonctions et Utilisation Courante
Point Associé au Foie. Le point Vessie 18 régule le Foie et la Vésicule Biliaire. Il agit sur les problèmes digestifs tels que la jaunisse et la pancréatite. Il éclaircit le regard et peut être utilisé pour traiter les troubles oculaires tels que la vision trouble, l'atrophie du nerf optique et la cécité nocturne.

Vessie 19
Situé à 1,5 cun latéralement à la ligne médiane, au bord inférieur de l'apophyse épineuse de la dixième vertèbre thoracique.

Fonctions et Utilisation Courante

Point Associé à la Vésicule Biliaire. Le point Vessie 19 régule le Foie et la Vésicule Biliaire. Il pourrait être utilisé pour traiter la jaunisse, les vomissements et la pancréatite. Il élimine la chaleur humide du Foie et de la Vésicule Biliaire, ce qui peut se traduire par un traitement de la jaunisse ou d'autres troubles du Foie ou de la Vésicule Biliaire associés à une inflammation.

Vessie 20

Situé à 1,5 cun latéralement à la ligne médiane, au bord inférieur de l'apophyse épineuse de la onzième vertèbre thoracique.

Fonctions et Utilisation Courante

Point Associé à la Rate. Le point Vessie 20 régule et renforce la Rate (digestion), améliore la digestion et les niveaux d'énergie.

Vessie 21

Situé à 1,5 cun latéralement à la ligne médiane, au bord inférieur de l'apophyse épineuse de la douzième vertèbre thoracique.

Fonctions et Utilisation Courante

Point Associé à l'Estomac. Le point Vessie 21 tonifie la Rate, augmente le Qi de la Rate et retient le sang. Traduction : régule et améliore la digestion, traite l'œdème et la fatigue. Il peut être utilisé pour soigner les problèmes digestifs tels que la diarrhée, les nausées et les douleurs dans la région de l'estomac. L'expression « retient le sang » signifie qu'il régule le sang.

Vessie 22

Situé à 1,5 cun latéralement à la ligne médiane, au bord inférieur de l'apophyse épineuse de la première vertèbre lombaire.

Fonctions et Utilisation Courante

Triple Énergiseur ou Point Associé au San Jiao. Le point Vessie 22 régule le Triple Énergiseur et renforce les Reins. Peut être utilisé pour traiter l'œdème, la néphrite, les problèmes digestifs, et pour activer la vessie afin d'expulser les calculs des reins ou des voies urinaires. Le Triple Énergiseur est un concept ancien qui décrit le flux d'énergie dans le corps. Il existe un Énergiseur supérieur, un moyen et un inférieur, chacun correspondant à des organes spécifiques.

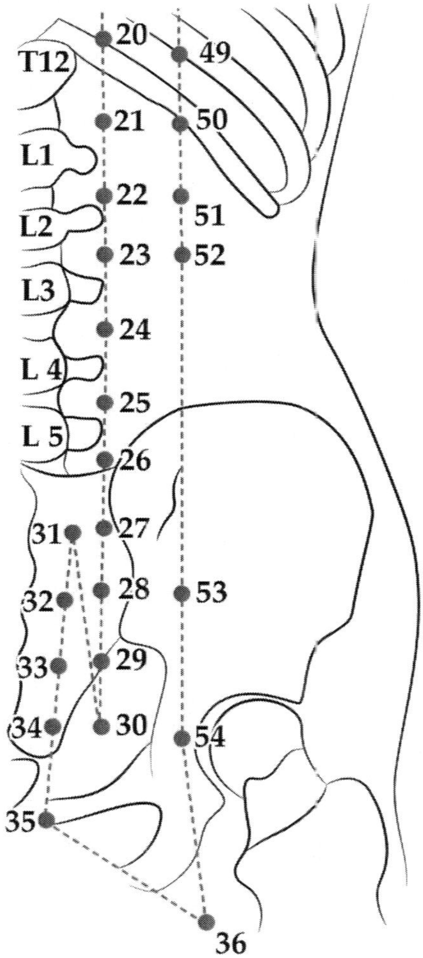

Vessie

Vessie 23

Situé à 1,5 cun latéralement à la ligne médiane, au bord inférieur de l'apophyse épineuse de la deuxième vertèbre lombaire.

Fonctions et Utilisation Courante

Point Associé aux Reins. Renforce les reins et en tonifie tous les aspects. Régule la miction, ce qui peut la favoriser en cas de problèmes urinaires douloureux. Traite l'incontinence urinaire, l'œdème et la néphrite chronique. Agit sur les oreilles et éclaircit les yeux, peut être utilisé pour soigner les problèmes d'audition, les acouphènes, la surdité et la vision trouble. Renforce le bas du dos pour agir sur les douleurs lombaires causées par une insuffisance rénale.

Vessie 24

Situé à 1,5 cun latéralement à la ligne médiane, au bord inférieur de l'apophyse épineuse de la troisième vertèbre lombaire.

Fonctions et Utilisation Courante

Point Associé à la Mer de Qi. Améliore les niveaux d'énergie et renforce le bas du dos. Peut être utilisé pour traiter les douleurs lombaires.

Vessie 25

Situé à 1,5 cun latéralement à la ligne médiane, au bord inférieur de l'apophyse épineuse de la quatrième vertèbre lombaire.

Fonctions et Utilisation Courante

Point Associé au Gros Intestin. Il régule les intestins et renforce le bas du dos et les genoux. Il peut être utilisé pour traiter la constipation, le prolapsus rectal et les hémorroïdes.

Vessie 26

Situé à 1,5 cun latéralement à la ligne médiane, au bord inférieur de l'apophyse épineuse de la cinquième vertèbre lombaire.

Fonctions et Utilisation Courante

Point Associé à la Porte d'Origine. Le point Vessie 26 renforce le bas du dos. Peut être utilisé pour traiter les douleurs lombaires.

Vessie 27

Situé à 1,5 cun latéralement à la ligne médiane, au niveau du premier foramen sacré postérieur. Traduction : Les foramens sacrés sont des trous dans le sacrum, également appelé coccyx.

Fonctions et Utilisation Courante

Point Associé à l'Intestin Grêle. Régule les intestins et la vessie. Il peut être utilisé pour traiter la péritonite et les coliques. Il peut également agir sur les syndromes de chaleur humide provoquant une miction difficile. La chaleur humide peut être considérée comme un type d'inflammation, lorsqu'il y a trop de chaleur ou d'inflammation dans le corps.

Vessie 28

Situé à 1,5 cun latéralement à la ligne médiane, au niveau du deuxième foramen sacré postérieur.

Fonctions et Utilisation Courante

Point Associé à la Vessie. Le point Vessie 28 régule la vessie. Il peut être utilisé pour traiter le dysfonctionnement urinaire douloureux, la prostatite et les douleurs lombaires. Il renforce le bas du dos.

Vessie 29

Situé à 1,5 cun latéralement à la ligne médiane, au niveau du troisième foramen sacré postérieur.

Fonctions et Utilisation Courante

Point Associé au Milieu de la Colonne Vertébrale. Il est également traduit par Creux Central de la Colonne Vertébrale. Il renforce le bas du dos pour traiter la raideur et la douleur de la colonne vertébrale.

Vessie 30

Situé à 1,5 cun latéralement à la ligne médiane, au niveau du quatrième foramen sacré postérieur.

Fonctions et Utilisation Courante

Point Associé à l'Anneau Blanc. Cette traduction fait référence à l'anus. Il peut être utilisé pour soigner les lombalgies et l'incontinence urinaire due à la paralysie. Bien que rarement employé, il pourrait être utilisé pour traiter les maux de dos.

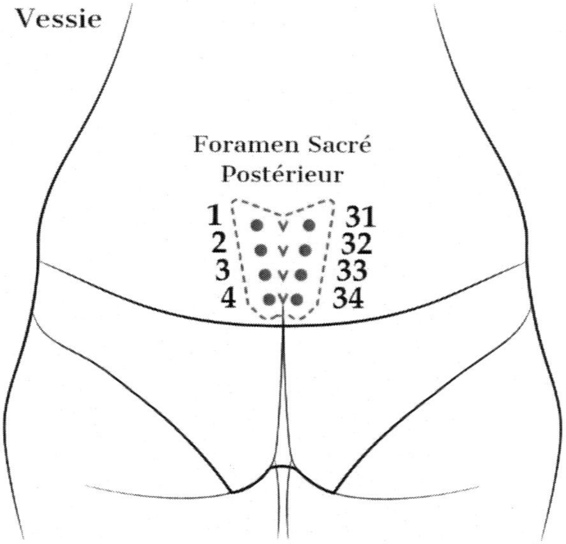

Vessie 31

Dans le premier foramen sacré postérieur, qui sont les trous dans le coccyx.

Fonctions et Utilisation Courante

Les points Vessie 31, 32, 33, 34 sont appelées les Huit Points Foramen. Ils sont souvent utilisés ensemble pour traiter le sacrum et les douleurs lombaires ou au coccyx. Bien qu'il existe environ 100 points sur le corps qui peuvent agir sur les maux de dos, ces points sont très efficaces pour rétablir la circulation sanguine et détendre les muscles du dos.

Vessie 32

Dans le deuxième foramen sacré postérieur.

Fonctions et Utilisation Courante
Voir plus haut.

Vessie 33
Dans le troisième foramen sacré postérieur.

Fonctions et Utilisation Courante
Voir plus haut.

Vessie 34
Dans le quatrième foramen sacré postérieur.

Fonctions et Utilisation Courante
Voir plus haut.

Vessie 35
Des deux côtés de la pointe du coccyx, à un demi cun latéralement à la ligne médiane. Remarquez comment le méridien de la Vessie se divise à ce stade et descend de la jambe jusqu'au bout du petit orteil. Deux lignes méridiennes de la Vessie se situent dans le dos, la ligne intérieure et la ligne extérieure.

Fonctions et Utilisation Courante
Peut être utilisé pour traiter la douleur du coccyx, bien qu'il existe de nombreux autres points similaires, mais plus facilement accessibles.

Vessie 36
Au centre du pli fessier. Traduction : le pli fessier est situé sous les fesses.

Fonctions et Utilisation Courante
Le point Vessie 36 renforce le bas du dos et peut être utilisé pour soulager la douleur lombaire. Il est également répertorié comme traitement des hémorroïdes.

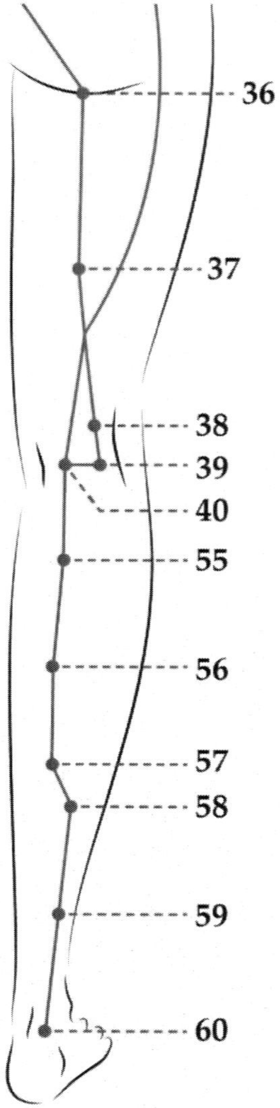

Vessie

Vessie 37

Situé à 6 cun sous le point Vessie 36, sur la ligne reliant les points Vessie 36 et 40.

Fonctions et Utilisation Courante

Le point Vessie 37 renforce le bas du dos. Il peut être utilisé pour soulager les douleurs lombaires, la douleur sciatique et l'atrophie de la jambe.

Vessie 38

Situé à 1 cun au-dessus de Vessie 39, sur le côté médial du tendon du biceps fémoral. Peut être localisé avec un genou fléchi.

Fonctions et Utilisation Courante

Détend les tendons et soulage les douleurs lombaires.

Vessie 39

Latéralement à Vessie 40, sur le bord médial du tendon du biceps fémoral.

Fonctions et Utilisation Courante

Régule le Triple Énergiseur pour traiter la distension abdominale. Peut être utilisé pour soigner la douleur au genou.

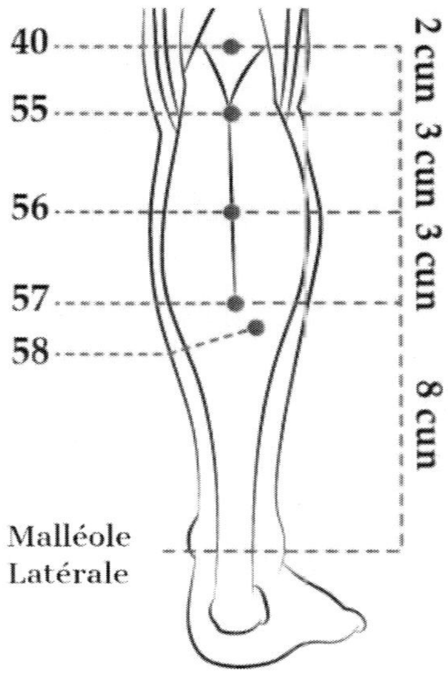

Vessie

Vessie 40

Situé au milieu de la fosse poplitée. Traduction : situé derrière le genou, à peu près au milieu.

Fonctions et Utilisation Courante

Renforce les lombaires pour soulager les maux de dos. Il détend les tendons et peut être utilisé en cas de raideur et d'incapacité à se tenir droit.

Vessie 41
Situé à 3 cun latéralement à la ligne médiane, au niveau du bord inférieur de l'apophyse épineuse de la deuxième vertèbre thoracique, sur le bord spinal de l'omoplate.

Fonctions et Utilisation Courante
Peut être utilisé pour traiter les maux de dos ou d'épaule.

Vessie 42
Situé à 3 cun latéralement à la ligne médiane, au bord inférieur de l'apophyse épineuse de la troisième vertèbre thoracique.

Fonctions et Utilisation Courante
Renforce les poumons. Il peut être utilisé pour traiter les difficultés respiratoires et la toux.

Vessie 43
Situé à 3 cun latéralement à la ligne médiane, au niveau du bord inférieur de l'apophyse épineuse de la quatrième vertèbre thoracique, sur le bord spinal de l'omoplate.

Fonctions et Utilisation Courante
Renforce les poumons et les reins. Peut être utilisé pour traiter les problèmes pulmonaires tels que la bronchite, l'asthme et la tuberculose. Ces affections sont généralement soignées avec la phytothérapie chinoise.

Vessie 44
Situé à 3 cun latéralement au Du 11, au niveau du bord inférieur de l'apophyse épineuse de la cinquième vertèbre thoracique, sur le bord spinal de l'omoplate.

Fonctions et Utilisation Courante
Régule le cœur et améliore la circulation dans la poitrine. Peut intervenir dans le traitement de la toux ou des difficultés respiratoires. Dans de nombreux cas, les points sur le méridien du poumon seraient plus souvent utilisés que les points sur le dos.

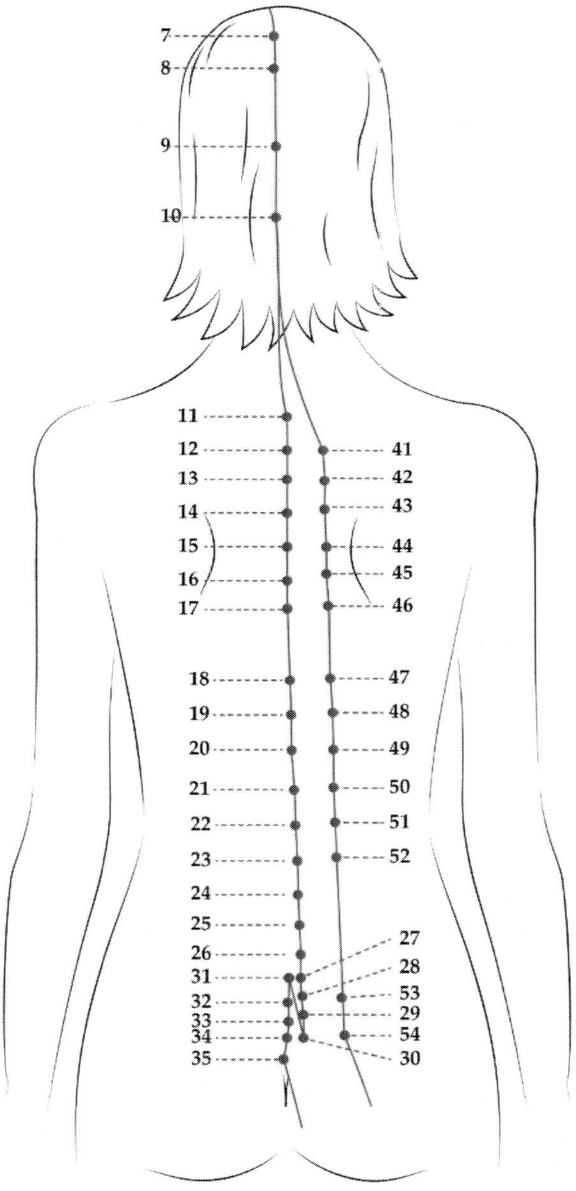
7
8
9
10
11
12
13
14
15
16
17
18
19
20
21
22
23
24
25
26
31
32
33
34
35
41
42
43
44
45
46
47
48
49
50
51
52
27
28
53
29
54
30

Vessie

Vessie 45
Situé à 3 cun latéralement au Du 10, au bord inférieur de l'apophyse épineuse de la sixième vertèbre thoracique.

Fonctions et Utilisation Courante
Régule les poumons pour traiter la toux et les difficultés respiratoires. Il soigne les douleurs à l'épaule, à l'omoplate et au dos.

Vessie 46
Situé à 3 cun latéralement au Du 9, au niveau du bord inférieur de l'apophyse épineuse de la septième vertèbre thoracique, sur le bord spinal de l'omoplate.

Fonctions et Utilisation Courante
Régule le diaphragme, qui peut être utilisé pour traiter les éructations, le hoquet et les vomissements.

Vessie 47
Situé à 3 cun latéralement au Du 8, au bord inférieur de l'apophyse épineuse de la neuvième vertèbre thoracique.

Fonctions et Utilisation Courante
Régule le Foie. Peut être utilisé pour les problèmes d'estomac et les difficultés à avaler.

Vessie 48
Situé à 3 cun latéralement au Du 7, au bord inférieur de l'apophyse épineuse de la dixième vertèbre thoracique.

Fonctions et Utilisation Courante
Régule la Vésicule Biliaire. Peut être utilisé pour traiter les douleurs abdominales et la jaunisse.

Vessie 49

Situé à 3 cun latéralement au Du 6, au bord inférieur de l'apophyse épineuse de la onzième vertèbre thoracique.

Fonctions et Utilisation Courante

Régule la digestion. Peut être utilisé pour traiter les éructations et la digestion difficile.

Vessie 50

Situé à 3 cun latéralement à la ligne médiane, au bord inférieur de l'apophyse épineuse de la douzième vertèbre thoracique.

Fonctions et Utilisation Courante

Régule la digestion.

Vessie 51

Situé à 3 cun latéralement au Du 5, au bord inférieur de l'apophyse épineuse de la première vertèbre lombaire. Veuillez vous référer à l'image ci-dessus.

Fonctions et Utilisation Courante

Régule la digestion.

Vessie 52

Situé à 3 cun latéralement au Du 4, au bord inférieur de l'apophyse épineuse de la deuxième vertèbre lombaire.

Fonctions et Utilisation Courante

Renforce les Reins.

Vessie 53

Situé à 3 cun latéralement à la ligne médiane, au niveau du deuxième foramen sacré postérieur.

Fonctions et Utilisation Courante

Vessie 53 renforce les lombaires, soulage les maux de dos et régule la miction. Peut être utilisé pour traiter la miction difficile, ainsi que l'incapacité d'uriner.

Vessie 54

Latéralement au hiatus du sacrum, ou du coccyx, à 3 cun latéralement au Du 2. Ce point est sur le bas du dos. Veuillez vous référer aux plus grandes images des méridiens de la Vessie. Le méridien de la Vessie se divise et une ligne descend à l'arrière de la jambe.

Fonctions et Utilisation Courante

Renforce les lombaires pour soulager les maux de dos.

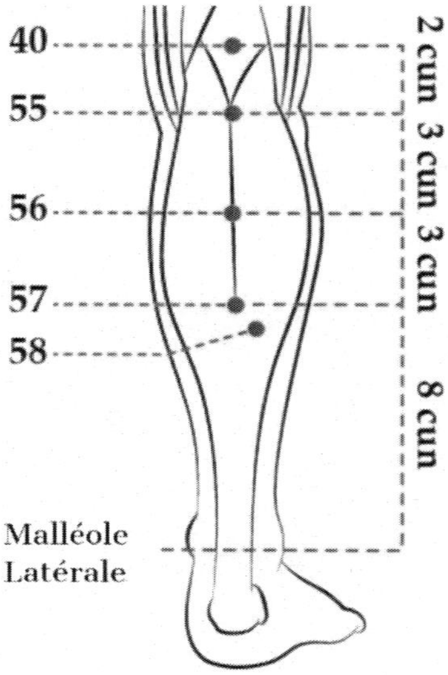

Vessie

Vessie 55

Situé à 2 cun sous Vessie 40, derrière le genou.

Fonctions et Utilisation Courante

Traite les douleurs lombaires.

Vessie 56

Situé à mi-chemin entre les points Vessie 55 et 57, au centre du ventre du muscle gastrocnémien.

Fonctions et Utilisation Courante

Le point Vessie 56 traite la douleur au méridien de la Vessie, pour soulager les maux de dos. Il soigne également les douleurs au pied et au talon.

Vessie 57

Situé directement sous le ventre du muscle gastrocnémien, sur la ligne reliant Vessie 40 et le tendon calcanéen, qui est le tendon du talon, à environ 8 cun sous Vessie 40.

Fonctions et Utilisation Courante

Le point Vessie 57 traite les douleurs au bas du dos, au talon et au mollet. Il soigne également les hémorroïdes.

Vessie 58

Situé à 7 cun directement au-dessus de Vessie 60, sur le bord postérieur de l'os du péroné, à 1 cun sous et latéralement à Vessie 57.

Fonctions et Utilisation Courante

Traite les douleurs à la cheville et les hémorroïdes.

Vessie 59

Situé à 3 cun directement au-dessus de Vessie 60.

Fonctions et Utilisation Courante

Traite les douleurs au bas du dos, à la cheville et aux jambes. Traite les maux de dos qui impliquent une incapacité à se relever après s'être assis.

Vessie 60

Dans la dépression entre la malléole latérale et le tendon calcanéen. Traduction : situé entre l'os de la cheville à l'extérieur de la cheville et le tendon à l'arrière du talon.

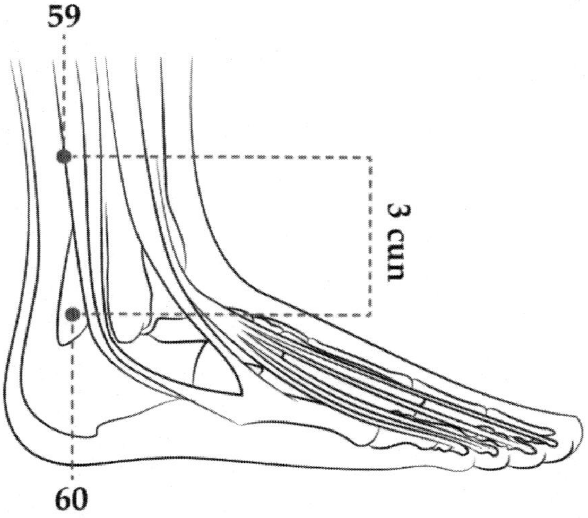

Vessie

Fonctions et Utilisation Courante

- Cheville douloureuse
- Convulsion de l'enfance
- Maux de tête à l'arrière de la tête, maux de tête occipitaux
- Douleur dans le talon
- Induction de l'accouchement, ne doit pas être utilisé pendant la grossesse
- Douleurs lombaires
- Paralysie du bas de la jambe
- Douleurs au cou
- Douleur dans la plante du pied
- Régule le méridien de la Vessie pour soulager la douleur au méridien
- Détend les tendons
- Douleur au sacrum
- Sciatique
- Convulsions
- Mal de dos sévère et soudain qui rend la marche difficile
- Vertige

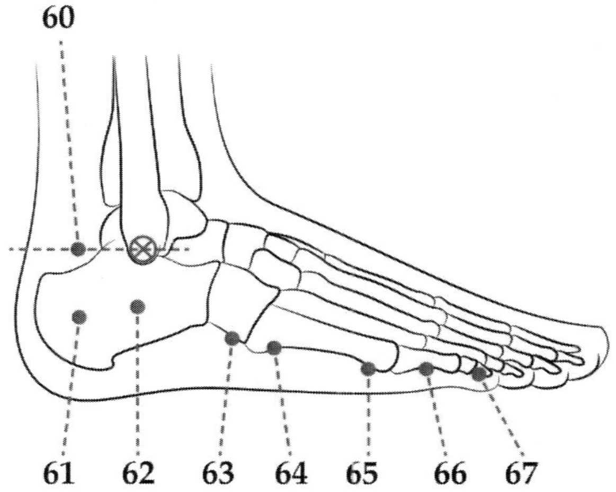

Vessie

Vessie 61

Situé directement sous Vessie 60, dans la dépression de l'os du talon à la jonction de la peau rouge et blanche.

Fonctions et Utilisation Courante

Traite la douleur au bas du dos, l'atrophie du pied, la douleur au talon et le pied tombant.

Vessie 62

Dans la dépression directement sous la malléole latérale.

Fonctions et Utilisation Courante

Calme l'esprit, traite les douleurs lombaires et détend les tendons pour soulager la douleur. Il soigne l'hémiplégie, la raideur de la nuque, l'épilepsie et les douleurs à la cheville.

Vessie 63

Antérieur et inférieur au point Vessie 62, dans la dépression latérale à l'os cuboïde.

Fonctions et Utilisation Courante
Traite les maux de dos aigus. Il soigne les convulsions ou les convulsions infantiles.

Vessie 64
Au-dessous de la tubérosité du cinquième métatarsien, à la jonction de la peau rouge et blanche.

Fonctions et Utilisation Courante
Calme l'esprit, traite la raideur et la douleur de la nuque, et les douleurs lombaires.

Vessie 65
Postérieur à la tête du cinquième métatarsien, à la jonction de la peau rouge et blanche.

Fonctions et Utilisation Courante
Traite les douleurs lombaires, les maux de tête, la nuque raide et la vision trouble.

Vessie 66
Dans la dépression antérieure à l'articulation métatarsophalangienne. Traduction : situé à la jonction des os des orteils et des os des pieds.

Fonctions et Utilisation Courante
Calme l'esprit, traite la raideur de la nuque et la douleur.

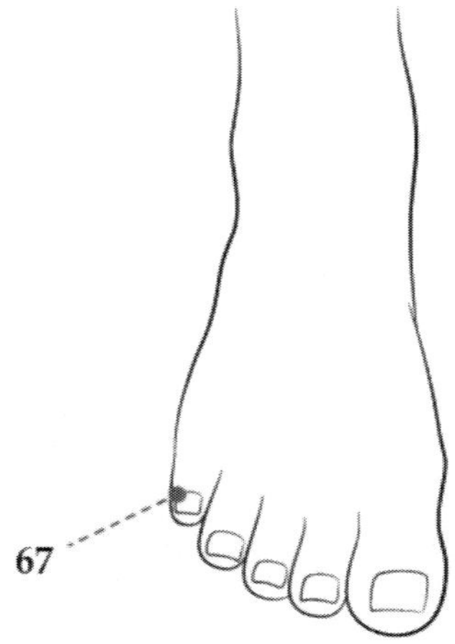

Vessie

Vessie 67
Sur le côté latéral du petit orteil, à environ 0,1 cun du coin de l'ongle.

Fonctions et Utilisation Courante
Retourne le fœtus et accélère l'accouchement. Ce point est très connu pour retourner un bébé en siège. Il est généralement traité par moxibustion. La moxibustion se fait en brûlant de l'Armoise (*Artemisia vulgaris*) sur la peau. Le point Vessie 67 est répertorié pour son action sur les maux de tête et la congestion des sinus, mais il est aussi très populaire pour retourner les bébés en siège.

Points Supplémentaires

An Mian	Sommeil paisible
Ba Feng	Huit Vents
Ba Xie	Huit Pathogènes
Bi Tong	Pénétration du Nez ou Passage du Nez
Dan Nang Xue	Point de la Vésicule Biliaire
Ding Chuan	Apaise la Gêne Respiratoire
Er Bai	Deux Blancs
He Ding	Sommet de la Grue
Hua Tuo Jia Ji	Points Paravertébraux de Hua Tuo
Jia Bi	Point Sinusal
Jia Cheng Jiang	Adjacent au Conteneur de Fluides
Jian Qian	Devant de l'Épaule
Lan Wei Xue	Point de l'Appendice
Luo Zhen	Nuque Raide
Shi Xuan	Dix Diffusions
Si Shen Cong	Esprit des Quatre Alertes
Tai Yang	Yang Suprême
Ti Tuo	Élève et Soutien
Xi Yan	Yeux du Genou
Yao Tong Xue	Point de Douleur Lombaire
Yao Yan	Yeux Lombaires
Yin Tang	Hall des Impressions
Yu Yao	Taille de Poisson
Zi Gong	Point de l'Utérus, également appelé Palais de l'Enfant

Ces points sont d'abord listés en chinois, car ils n'ont pas de nombres couramment utilisés. Dans la plupart des cas, la traduction anglaise est placée en premier sur l'image, mais la plupart des acupuncteurs se réfèrent aux points par le nom chinois. Ces points sont appelés « Points Supplémentaires » car ils ne sont, dans la plupart des cas, pas situés sur un méridien.

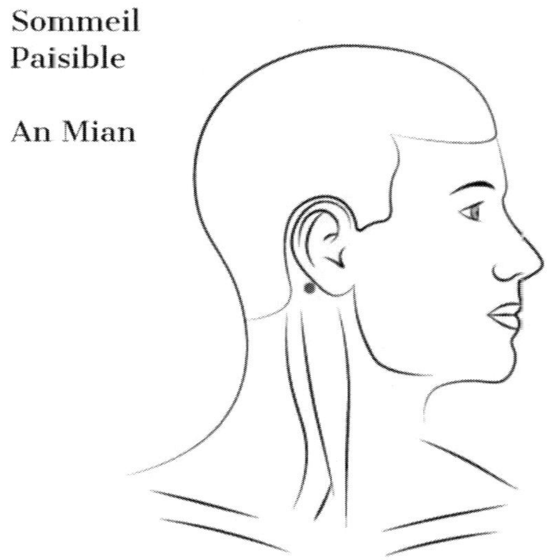

An Mian - Sommeil Paisible
À mi-chemin entre VB 20 et Énergiseur Triple 17.

Fonctions et Utilisation Courante
Calme l'esprit. Il est utilisé pour traiter l'insomnie.

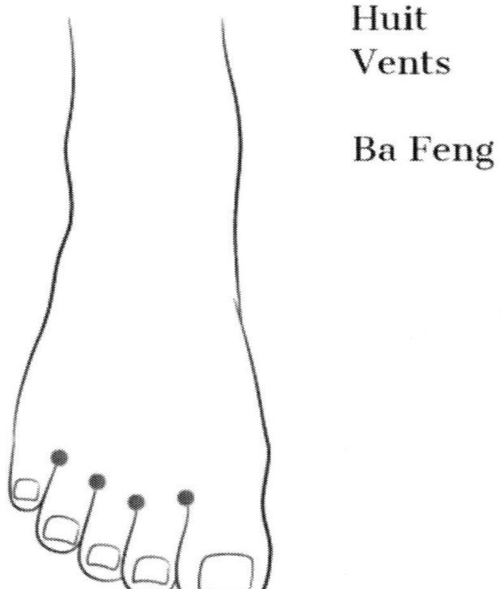

Ba Feng - Huit Vents
Sur le dessus du pied, entre les orteils, sur les marges de la toile. Il existe huit points au total.

Fonctions et Utilisation Courante
Traite les douleurs aux pieds et les maux de tête. Les points Ba Feng sont excellents pour soigner la neuropathie diabétique. Ils agissent en rétablissant une circulation normale dans les pieds.

Notes Cliniques
Les Ba Feng sont efficaces pour restaurer une circulation saine dans les pieds. Je les utilise pour la neuropathie diabétique ou tout type de problème nerveux dans les pieds. Ils sont très efficaces pour l'engourdissement des pieds. Les patients ne s'en soucient pas au début, jusqu'à ce que les nerfs se réveillent et recommencent à fonctionner ; ils peuvent alors être sensibles et douloureux. Une fois qu'ils commencent à faire mal, vous savez que les nerfs fonctionnent mieux et que vous avez moins besoin de ces points.

J'envisagerais également d'utiliser Ba Feng pour traiter les problèmes de jambe après un accident vasculaire cérébral. Traiter les extrémités des pieds est très efficace pour restaurer une fonction nerveuse normale. L'acupuncture est préférable, mais tout type d'acupression aidera. L'emploi d'un masseur dans cette zone, ou un massage des points simplement avec les doigts est utile.

Ba Xie - Huit Pathogènes
Sur le dessus de la main, à la jonction de la peau blanche et rouge des toiles de la main. Huit points en tout.

Fonctions et Utilisation Courante
Ces points traitent l'engourdissement, la raideur et la douleur dans les doigts et la main.

Huit Pathogènes

Ba Xie

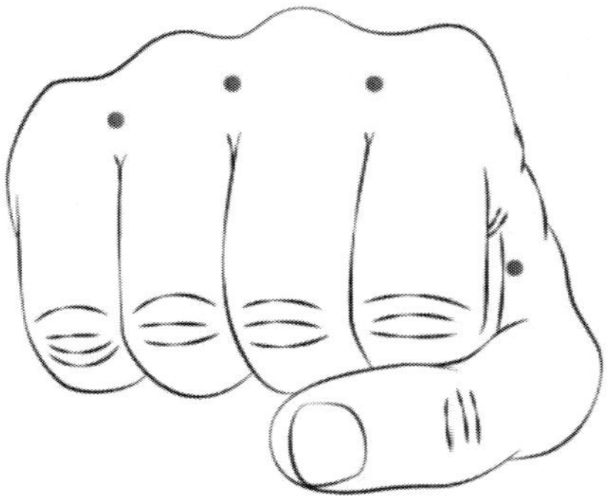

Notes Cliniques

Ils sont très efficaces pour améliorer le flux sanguin vers la main et traiter les problèmes de la main. Ils peuvent également être utilisés pour soigner les problèmes nerveux. En stimulant les nerfs, ils régulent la fonction nerveuse. (Lorsque les nerfs sont endommagés, ils ont tendance à agir incorrectement. Les douleurs, la sensation de tiraillement et la perte de contrôle des mains peuvent être causées par des nerfs endommagés. Lorsque les mains sont engourdies, il y a un manque de circulation. La stimulation de ces points encourage la restauration de leur fonction). Ces points correspondent au Ba Feng, situé entre les orteils. Ils sont tous deux utiles pour les maladies nerveuses.

Bi Tong - Passage du Nez, ou Pénétration du Nez

Au point le plus élevé de la rainure naso-génienne.

Fonctions et Utilisation Courante

Apport bénéfique pour le nez. Utilisé pour la congestion et l'écoulement des sinus, les polypes nasaux, les réactions allergiques. Ce point stimule une circulation saine dans les sinus, ce qui est utile pour les maux de tête dus aux sinus.

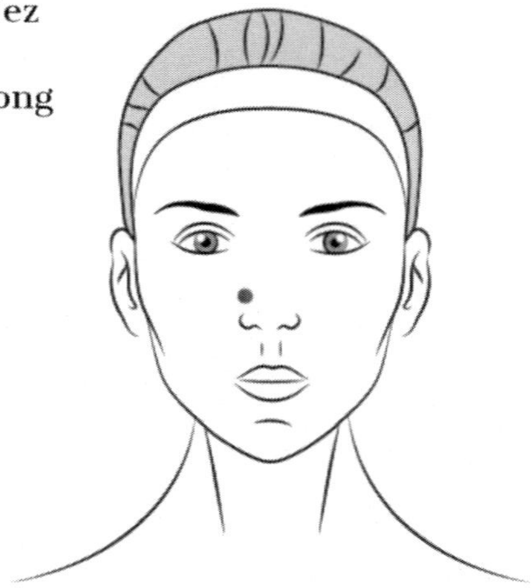

Dan Nang Xue - Point de la Vésicule Biliaire
Le point sensible à 1-2 cun sous VB 34, sur la jambe droite uniquement. Trouvez l'endroit le plus sensible. VB 34 est situé à 1 cun en dessous et en avant de la tête du péroné, près du genou.

Fonctions et Utilisation Courante
Élimine la chaleur humide de la vésicule biliaire, ce qui traite les calculs biliaires, les troubles des voies biliaires et les douleurs aux côtes. La chaleur humide peut être traduite par une inflammation.

Ding Chuan - Respiration Difficile et Calme
Situé à un demi cun latéralement au Du 14, ou au niveau de la vertèbre cervicale 7.

Fonctions et Utilisation Courante
Calme les difficultés respiratoires, traite la respiration sifflante, l'asthme et arrête la toux.

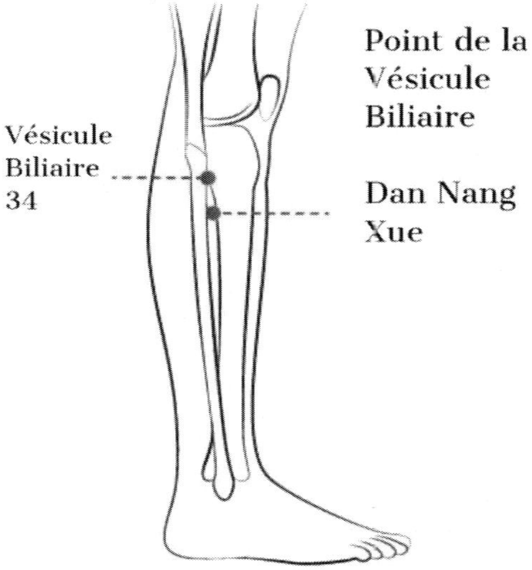
Point de la
Vésicule
Biliaire
Vésicule
Biliaire
34
Dan Nang
Xue

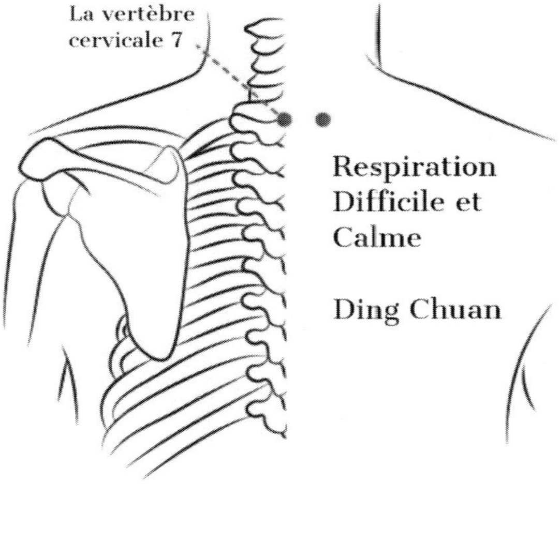
La vertèbre
cervicale 7
Respiration
Difficile et
Calme
Ding Chuan

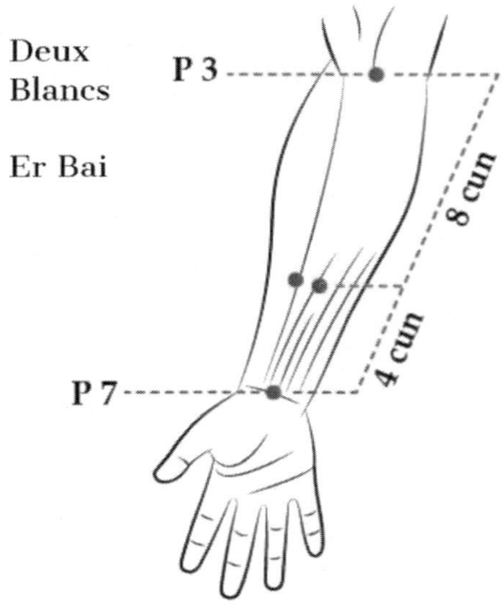

Er Bai - Deux Blancs
Situé des deux côtés du tendon fléchisseur radial du carpe, à 4 cun du pli du poignet.

Traite les hémorroïdes et le prolapsus du rectum.

He Ding - Sommet de la Grue
Dans la dépression du milieu de la frontière rotulienne supérieure.

Fonctions et Utilisation Courante
Améliore la circulation sanguine dans le genou. Ce point est associé à d'autres points, comme Estomac 36, Estomac 35, Rate 9 et Rate 10 pour traiter la douleur au genou.

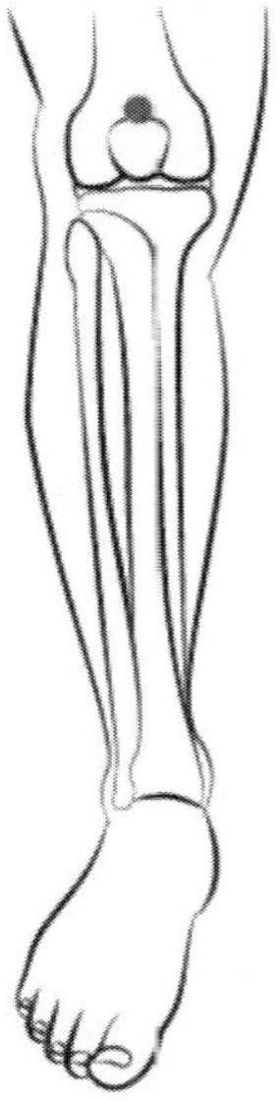

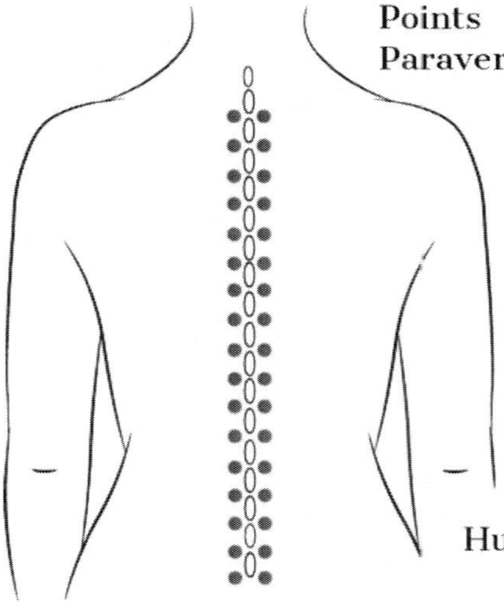

Hua Tuo Jia Ji - Points Paravertébraux
Un groupe de 34 points des deux côtés de la colonne vertébrale, situé à un demi cun latéralement au bord inférieur de chaque processus épineux. Les points vont de la première vertèbre thoracique à la cinquième vertèbre lombaire. Ces points sont communément appelés les points Jiaji.

Fonctions et Utilisation Courante

Ces points peuvent être utilisés pour réguler les nerfs spinaux. Ils sont le plus souvent utilisés pour traiter les maux de dos. Ils stimulent fortement la fonction nerveuse de la colonne vertébrale pour soulager la douleur et restaurer une fonction saine.

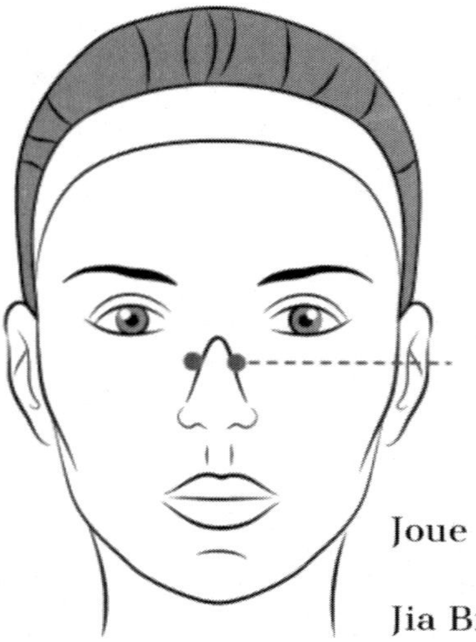

Joue et Nez

Jia Bi

Jia Bi - Joue et Nez

Jia Bi est situé sur l'os des sinus, au-dessus de Bi Tong.

Fonctions et Utilisation Courante

Ce point est très efficace pour ouvrir les sinus. Ce point est un exemple de la richesse de la médecine chinoise. Il existe tant de points que vous pouvez tout le temps en apprendre des nouveaux. Je cherchais en ligne une image pour Bi Tong, et j'ai trouvé une image qui incluait non seulement Bi Tong, mais aussi un point appelé Jia Bi. Je n'ai jamais vu ce point dans un autre livre de localisation de points.

J'ai appuyé sur ce point et j'ai trouvé qu'il ouvrait mes sinus en quelques secondes. La chose la plus simple à faire est simplement de tenir les deux côtés de votre nez juste au bord de votre os sinusal. Vous aurez l'air de vous tenir le nez, mais vos doigts seront plus hauts.

L'acupression est très efficace sur ce point. En fait, je préférerais l'acupression à l'acupuncture sur ce point. Vous pouvez appuyer doucement sur le cartilage du nez dans cette zone. Cela peut être utilisé pour tout blocage des sinus. Les problèmes de sinus causent souvent des douleurs n'importe où sur votre visage, y compris des maux de tête dus aux sinus. Si vous avez mal au visage ou à la mâchoire, pensez à utiliser ces points pour rétablir la circulation dans vos sinus.

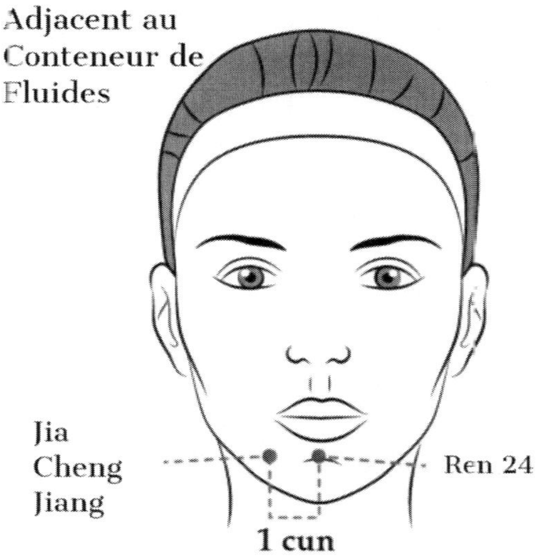

Jia Cheng Jian - Adjacent au Conteneur de Fluides
Situé à 1 cun latéralement au Ren 24.

Fonctions et Utilisation Courante
Ce point peut être utilisé pour traiter les déviations de la bouche et des yeux. Il soigne également la paralysie faciale et la névralgie du trijumeau.

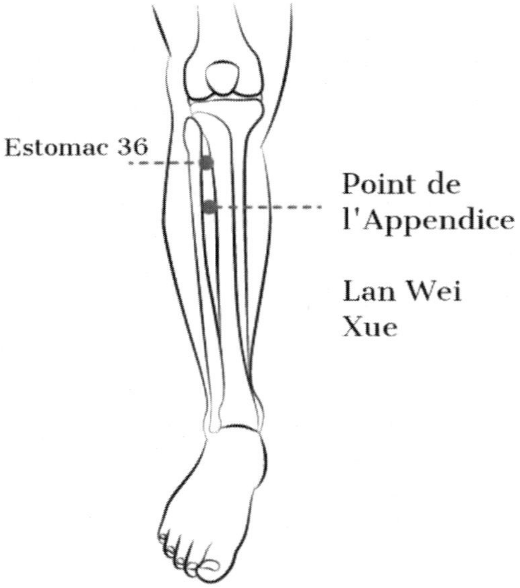

Lan Wei Xue - Point de l'Appendice

Le point sensible à environ 2 cun en dessous d'Estomac 36, sur la jambe droite uniquement. Ce point sera sensible lorsqu'il est pressé, le point le plus sensible doit être trouvé pour le traitement.

Fonctions et Utilisation Courante

Élimine le poison du feu du gros intestin, soigne l'appendicite chronique, le pied tombant et la paralysie des jambes. Le poison du feu peut être décrit comme une inflammation intense. Ce point agit spécifiquement sur l'appendicite, et améliore fortement la circulation dans la jambe et le pied pour traiter les problèmes de ces zones.

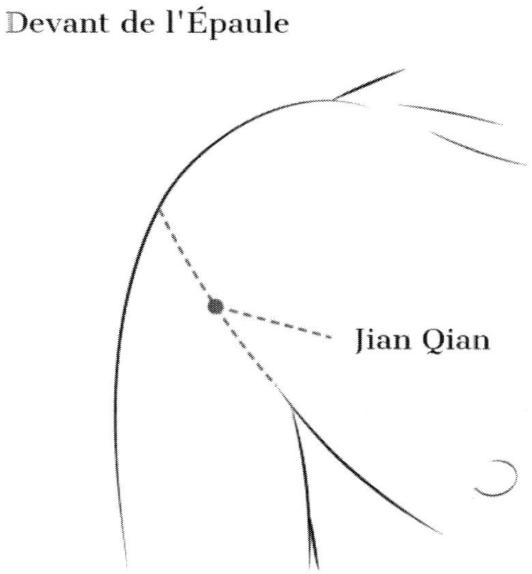

Jian Qian - Devant de l'Épaule
Situé sur la partie avant de l'articulation de l'épaule, à mi-chemin entre le point Foie 15 et le pli axillaire. L'axilla est l'aisselle.

Fonctions et Utilisation Courante
Ce point traite la douleur et l'immobilité de l'articulation de l'épaule.

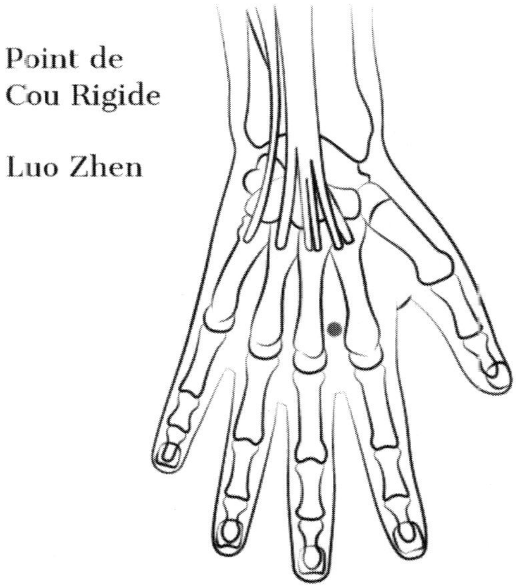

Luo Zhen - Point de Cou Rigide
Situé sur le dessus de la main, dans la dépression entre les deuxièmes et troisièmes os des mains.

Fonctions et Utilisation Courante
Soulage la raideur de la nuque, les douleurs cervicales, l'incapacité de tourner la tête sur le côté et les maux de tête.

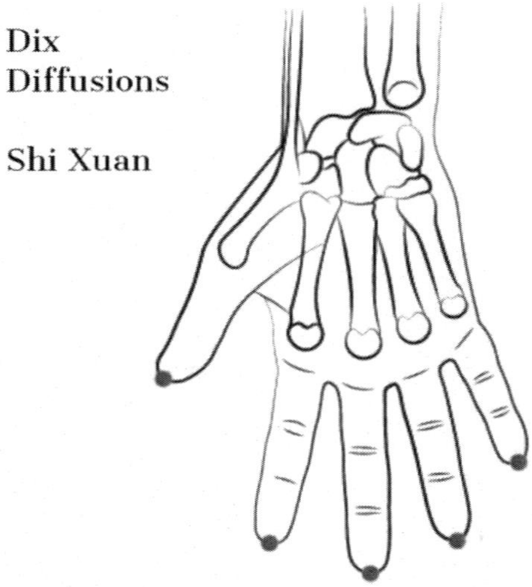

Shi Xuan - Dix Diffusions
Sur le bout des dix doigts, à environ 0,1 cun de l'ongle.

Fonctions et Utilisation Courante
Ravive la conscience et évacue la chaleur. Utilisé pour la perte de conscience et la récupération après un AVC.

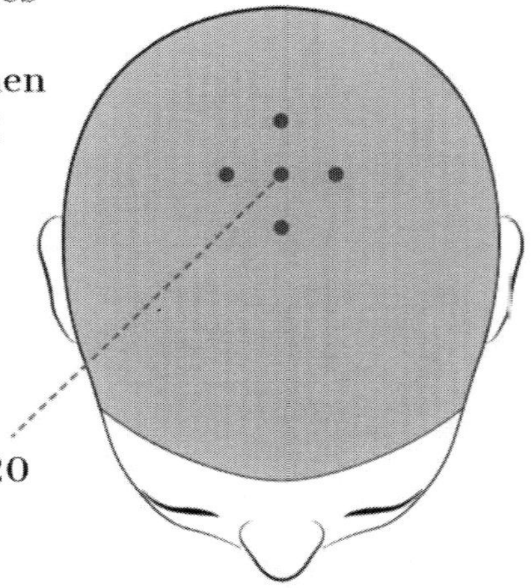

Si Shen Cong - Esprit des Quatre Alertes
Un groupe de quatre points au sommet de la tête, chaque point est situé à 1 cun du Du 20.

Fonctions et Utilisation Courante
Ces points calment l'esprit et ont un effet bénéfique pour les yeux et les oreilles. Ces points peuvent être utilisés pour stimuler votre cerveau afin d'améliorer la mémoire, traiter l'insomnie, les étourdissements et les problèmes oculaires.

Tai Yang - Yang Suprême
Dans la dépression, à environ 1 cun en arrière du point médian entre l'extrémité latérale du sourcil et le canthus externe.

Fonctions et Utilisation Courante
Réduit l'enflure et soulage la douleur. Traite la névralgie du trijumeau, les troubles oculaires, les problèmes de vision, les douleurs oculaires et les déviations de la bouche et des yeux.

Yang Suprême

Tai Yang

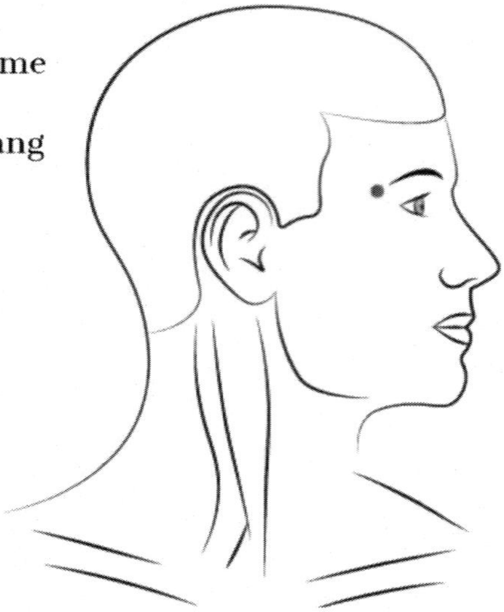

Élève et Supporte

Ti Tuo

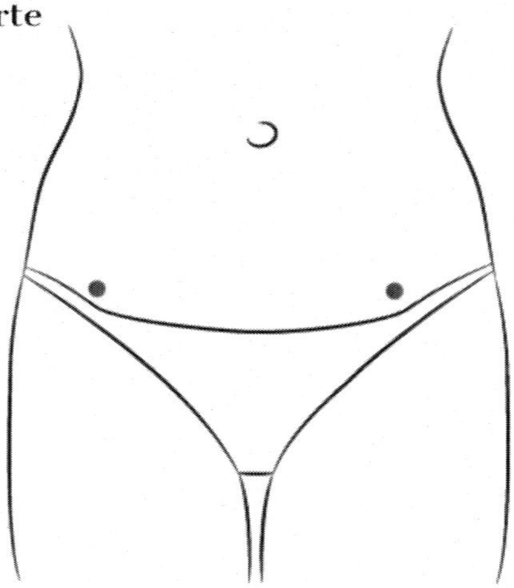

Ti Tuo - Élève et Supporte

Situé à 4 cun latéralement à la ligne médiane, au niveau du Ren 4, qui est à 3 cun sous le nombril.

Fonctions et Utilisation Courante

Ce point est utilisé pour le prolapsus de l'utérus et les menstruations douloureuses. Dans de nombreux cas, les herbes chinoises sont nécessaires pour renforcer le corps. Le prolapsus est causé par la fatigue dans la plupart des cas. Des herbes toniques énergétiques sont données pour restaurer les niveaux d'énergie.

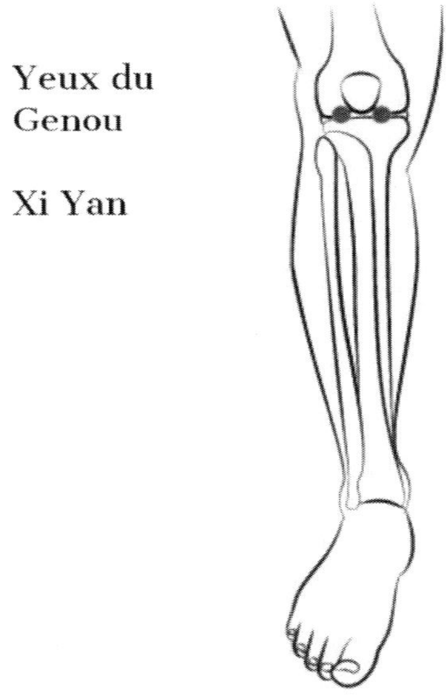

Xi Yan - Yeux du Genou

Deux points de chaque côté du ligament rotulien. Situés dans les yeux du genou, près de la rotule.

Fonctions et Utilisation Courante

Traite la douleur dans l'articulation du genou, la difficulté à bouger le genou et la faiblesse des genoux. Ce point est généralement associé à d'autres points autour de l'articulation du genou comme He Ding, Estomac 34, Estomac 36, Rate 9 et Rate 10.

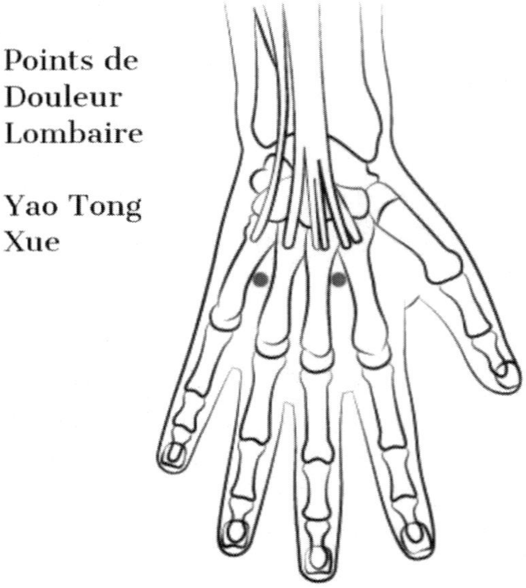

Yao Tong Xue - Points de Douleur Lombaire
Sur le dessus de la main, entre les deuxièmes et troisièmes os des mains, et entre les quatrièmes et cinquièmes os des mains. Il y a deux points sur chaque main.

Fonctions et Utilisation Courante
Utilisé pour les douleurs lombaires.

Yao Yan - Yeux Lombaires
Dans la dépression à 3,5 cun latéralement au bord inférieur de la vertèbre lombaire 4.

Fonctions et Utilisation Courante
Utilisé pour traiter les douleurs lombaires et renforcer les reins.

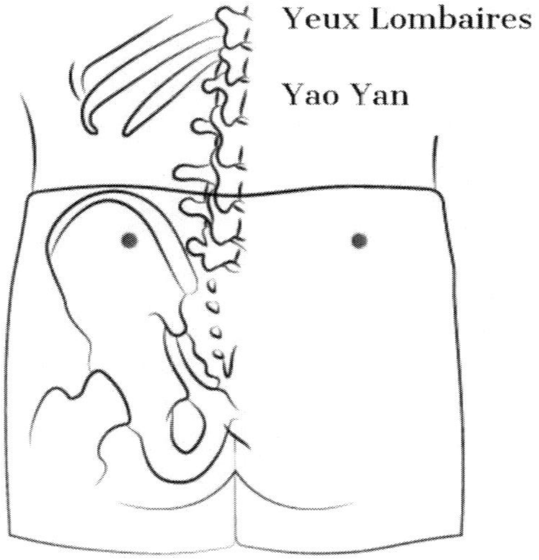

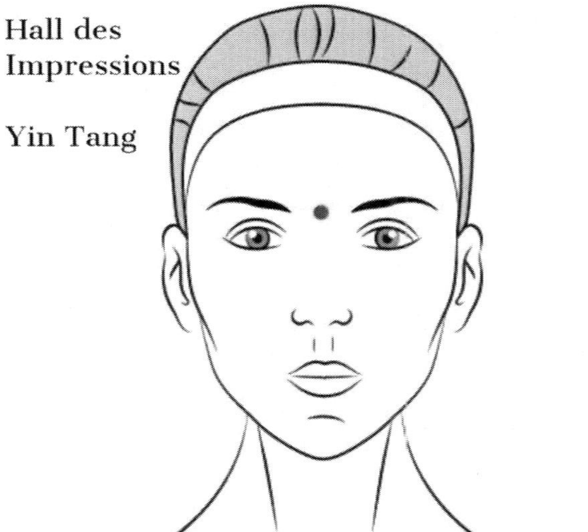

Yin Tang - Hall des Impressions, Porte de l'Esprit
À mi-chemin entre les extrémités médiales des deux sourcils.

Fonctions et Utilisation Courante
Calme l'esprit, bénéfique pour le nez, soigne l'insomnie et la congestion nasale. Ce point est très efficace pour traiter l'insomnie, et il est très apaisant.

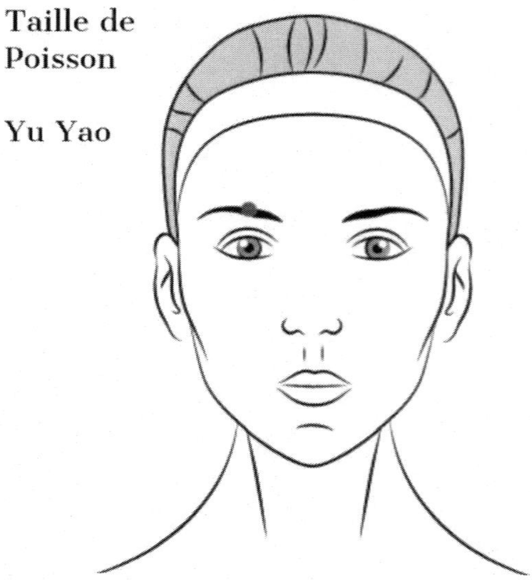

Yu Yao - Taille de Poisson
Au milieu du sourcil.

Fonctions et Utilisation Courante
A un effet bénéfique sur les yeux. Il peut être utilisé pour les douleurs oculaires et les paupières tombantes. L'acupuncture est très efficace pour dénouer les muscles tendus du visage qui provoquent des rides.

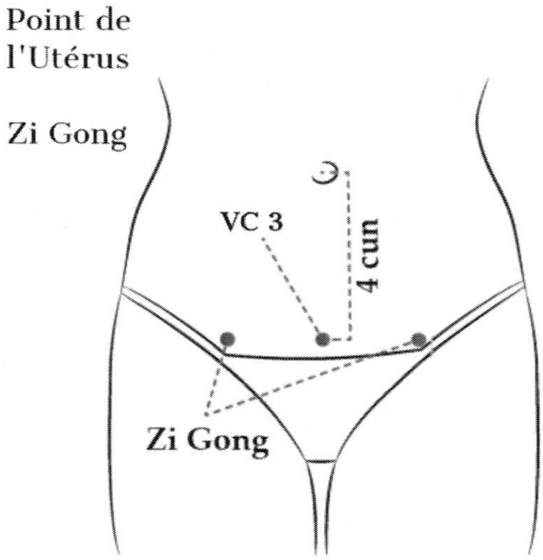

Zi Gong - Point de l'Utérus, ou Palais de l'enfant

A 3 cun latéralement au Ren 3. Situé à 4 cun sous le nombril et à 1 cun au-dessus de l'os pubien.

Fonctions et Utilisation Courante

Zi Gong régule la menstruation. Il traite le prolapsus de l'utérus, l'infertilité et les saignements utérins anormaux. Ce point est beaucoup utilisé pour soigner l'infertilité. Il améliore la circulation sanguine dans le bassin et il a même été démontré dans certains cas qu'il débloquait aussi les trompes de Fallope.

Comment l'Acupuncture Améliore la Fertilité

- Restaure une circulation sanguine saine dans le bassin
- Améliore la fonction des Reins, c'est ainsi que la médecine chinoise traite les déséquilibres hormonaux
- Régule le Foie, qui régule les hormones
- Restaure la santé complète, nécessaire à une fertilité saine

L'acupuncture et la phytothérapie chinoise doivent être administrées aux hommes et aux femmes. L'acupuncture restaure la santé, elle ne traite pas l'infertilité comme une entité distincte. Elle rétablit la santé pour que votre corps puisse fonctionner normalement. Les schémas fréquemment observés chez les patients souffrant d'infertilité sont :

- Stagnation du Qi du Foie
- Insuffisance rénale
- Stagnation du Sang

En plus d'aider à améliorer les chances de conception, l'acupuncture peut également être utilisée pour améliorer la santé de la mère pendant la grossesse. Si la mère fait de l'acupuncture pendant sa grossesse, son bébé est souvent très calme. L'acupuncture soigne et calme le bébé, comme la mère. Ces bébés sont appelés *Bébés d'Acupuncture*. C'est un phénomène bien connu que les *Bébés d'Acupuncture* sont très calmes et pleurent moins que les autres bébés.

Ressources

J'ai utilisé plusieurs sources pour les images de ce livre. J'ai croisé plusieurs livres et choisi les emplacements et les fonctions les plus fréquemment utilisés pour chaque point.

A Manual of Acupuncture par Peter Deadman, Mazin Al-Khafaji et Kevin Baker. C'est le livre que les étudiants en acupuncture utilisent à l'école pour apprendre les emplacements des points.

Acupuncture Points Images and Functions, par Arnie Lade. Ce livre n'a pas tous les points, et il n'a pas d'images. C'est néanmoins une très bonne référence pour une large gamme de fonctions des points.

Acupuncture A Comprehensive Text, Shanghai College of Traditional Medicine, by John O'Connor and Dan Bensky. C'est ce que la plupart des acupuncteurs appellent simplement le « Livre de Shanghai ». C'est un livre de référence pour de nombreux étudiants en acupuncture.

The Foundations of Chinese Medicine, par Giovanni Maciocia. Il s'agit du texte de première année pour les étudiants en acupuncture. Il explique le diagnostic de la médecine chinoise et la théorie de la médecine chinoise.

The Practice of Chinese Medicine, par Giovanni Maciocia. Il s'agit du livre de deuxième année pour les étudiants en acupuncture. Des dizaines de maladies sont expliquées en termes de médecine chinoise. Il explique comment diagnostiquer et traiter les maladies, quels points d'acupuncture employer et quelles formules à base de plantes utiliser.

Indice

À propos de l'Auteure

Deborah Bleecker est une acupunctrice agréée et possède une Maîtrise ès Sciences en Médecine Orientale. Un diplôme en Médecine Orientale est une combinaison d'acupuncture et de phytothérapie chinoise. Il s'agit d'un système de médecine complet utilisé depuis des milliers d'années.

Elle a été blessée au travail en 1994 et a vécu avec des douleurs chroniques jusqu'à ce qu'elle décide de trouver elle-même ses propres réponses à ses problèmes de santé. Les médecins lui avaient dit que sa douleur était incurable, mais elle a pu se rétablir grâce à l'acupuncture et aux herbes chinoises.

Elle peut être contactée à deborahbleecker@gmail.com.

Made in United States
North Haven, CT
05 November 2026

21772058R00141